Dr. Jörg Zittlau

# Mit Magneten heilen

## Heilmagnete gezielt anwenden

Mit der Kraft der Magnete Krankheiten und Schmerzen wirkungsvoll lindern



südwest

# Inhalt

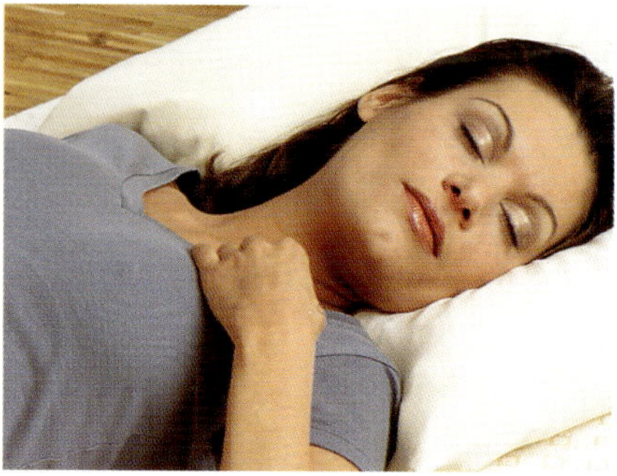

*Die Kraft der Magnete gibt neue Energie und lindert Beschwerden auf sanfte Art.*


## Die Urkraft aus der Natur 4

**Die Geschichte der Magnettherapie** . . . . . . . . . . . 7

**Für Körper und Geist** . . . . . . . . . . . . . . . . . . . . . . . 11

## Klinische Studien 20

## Heilmagnete richtig anwenden 28

## Beschwerden lindern von A bis Z 33

Arthritis . . . . . . . . . . . . . . . . . . . . . . . . . . . . . . . . 34
Arthrose . . . . . . . . . . . . . . . . . . . . . . . . . . . . . . . . 36
Asthma bronchiale . . . . . . . . . . . . . . . . . . . . . . . . 38
Blasenentzündung . . . . . . . . . . . . . . . . . . . . . . . . 40
Fibromyalgie . . . . . . . . . . . . . . . . . . . . . . . . . . . . . 42
Finger- und Armschmerzen . . . . . . . . . . . . . . . . . 44
Frostbeulen . . . . . . . . . . . . . . . . . . . . . . . . . . . . . . 46
Gallenblasenentzündung . . . . . . . . . . . . . . . . . . 48
Hexenschuss . . . . . . . . . . . . . . . . . . . . . . . . . . . . . 50
Husten . . . . . . . . . . . . . . . . . . . . . . . . . . . . . . . . . . 52

Ischiasleiden . . . . . . 54
Kalte Füße und kalte Hände . . . . . . 56
Karpaltunnelsyndrom . . . . . . 58
Katerkopfschmerzen . . . . . . 60
Knieentzündungen . . . . . . 62
Knochenhautentzündung . . . . . . 64
Läuferknie . . . . . . 66
Magenschmerzen . . . . . . 68
Menstruationsbeschwerden . . . . . . 70
Migräne . . . . . . 72
Muskelhartspann . . . . . . 74
Muskelkater . . . . . . 76
Muskelkrämpfe . . . . . . 78
Muskelzerrung . . . . . . 80
Nackenverspannungen . . . . . . 82
Narben . . . . . . 84
Neuralgien . . . . . . 86
Prellungen . . . . . . 88
Reizmagen . . . . . . 90
Rückenschmerzen . . . . . . 92
Schlafstörungen . . . . . . 94
Schnupfen . . . . . . 96
Schulterschmerzen . . . . . . 98
Sehnenentzündung . . . . . . 100
Sehnenscheidenentzündung . . . . . . 102
Spannungskopfschmerzen . . . . . . 104
Tennisellbogen . . . . . . 106
Tinnitus . . . . . . 108
Venenerkrankungen . . . . . . 110
Zahnschmerzen . . . . . . 112

Über dieses Buch . . . . . . 114
Sachregister . . . . . . 115

# Die Urkraft aus der Natur

## Ein alltägliches Phänomen

Der Magnetismus begleitet uns im Alltag auf Schritt und Tritt. Aus dem Büro kennt man ihn von den kleinen Büroklammerdosen, deren Öffnung mit einem Magnetstreifen ausgekleidet ist, damit die metallischen Bürohilfen nicht in alle Winde zerstreut werden, wenn die Dose einmal umkippen sollte.
Im Werkzeugkasten findet man sicherlich den einen oder anderen Schraubenzieher, an dessen Spitze die Schrauben irgendwie »kleben« bleiben, und auch von unserem Kassettenrekorder haben wir schon einmal gehört, dass das Be- und Abspielen seiner Bänder etwas mit Magnetisieren zu tun hat.
Weniger auffällig, dafür aber immerzu präsent, ist die Magnetkraft, die von der Erde ausgeht und die Kompassnadeln dazu veranlasst, in die Richtung der beiden Pole zu zeigen.

## Schlechter Ruf

In jüngerer Zeit tritt der Magnetismus allerdings mit eher negativem Image in unser Bewusstsein. Immer wieder ist davon zu lesen und zu hören, dass die elektrischen Magnetwellen, wie sie etwa von Starkstromleitungen ausgesendet werden, möglicherweise gesundheitliche Schäden verursachen können.

## Einfluss auf den Menschen

Generell wird es jedoch ausgeschlossen, dass magnetische Wellen unseren Körper auf irgendeine Art und Weise beeinflussen könnten.
In den Schulbüchern liest man, dass unter Magneten jene Körper verstanden werden, die auf Gegenstände aus Eisen, Nickel oder Kobalt eine anziehende Kraft ausüben. Anschließend werden gleich noch Experimente mitgeliefert, in denen man den Magneten mit nicht metallischen Gegenständen wie etwa Papier, Steinen und unseren Fingern in Berührung bringen soll, um festzustellen, dass der Magnet sich offenbar nicht von ihnen angezogen fühlt.
Die Schlussfolgerung, die der Schüler daraus ziehen soll, besteht darin, dass Magnetismus eine Kraft ist, die zwischen bestimmten Metallgegenständen besteht; wir Menschen jedoch,

als lebende Organismen, werden nicht durch ihn beeinflusst – es sei denn, wir wohnen beispielsweise unter einer Starkstromleitung und erkranken dadurch möglicherweise an Krebs. Magnetische Wellen haben derzeit also entweder gar keinen, oder aber sogar einen ausgesprochen schlechten Ruf.

## Lebensnotwendige Energie

Unumstößliche Tatsache ist jedoch, dass alles Leben den Magnetismus braucht wie die Luft zum Atmen.
In wissenschaftlichen Laborversuchen mit Mäusen, die man in Spezialkäfigen von den Magnetwellen der Erde abschottete, wurde beobachtet, wie den Tieren das Fell ausging und sie immer schwächer wurden, bis sie schließlich dahinsiechten. Das Bindegewebe der Haut sowie das einiger anderer Organe hatte zahllose Wucherungen ausgetrieben; man hätte den Eindruck gewinnen können, dass die Zellen beim Wachstum völlig die Orientierung verloren hatten.

*Es ist mittlerweile erwiesen, dass das Erdmagnetfeld das Verhalten einiger Tierarten beeinflusst.*

Ähnliches wurde an Pflanzen beobachtet. Auch sie verkümmern, wenn kein Magnetfeld vorhanden ist. Andererseits wuchsen Pflanzen, die mit magnetisiertem Wasser gegossen wurden, deutlich besser.
Auch das Wachstum von Bakterien wird durch Magnetwellen beeinflusst. Wissenschaftler haben entdeckt, dass in Wasser, das mit dem Pluspol eines Magneten behandelt wurde, wenig bis gar keine der Mikroorganismen überleben können. Wird es jedoch mit dem Minuspol eines Magneten behandelt, so kommt es zu einer regelrechten Vermehrungsexplosion der Bakterien. Ein Aspekt, der natürlich auch für unseren täglichen Kampf mit Infektionen von Bedeutung ist.

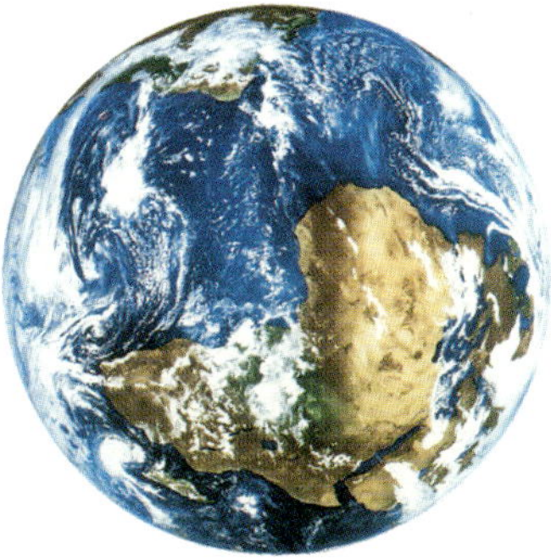

## Das Wesen des Magnetismus

- Magnetismus benötigt für sein Wirken kein Medium, sondern lediglich Raum. Er ist im Weltall genauso präsent wie bei uns auf der Erde.
- Magnetismus ist nur da, wo auch elektrische Energie ist. 1820 legte ein dänischer Forscher zufällig einen Kompass in die Nähe einer elektrischen Leitung. Die Kompassnadel richtete sich sofort dorthin aus. Wurde in der Leitung der Strom abgestellt, wandte sich die Kompassnadel wieder ihrer ursprünglichen Nord-Süd-Richtung zu.
- In der unbelebten Natur sind die Hauptquellen der magnetischen Kraft vor allem Magnete. Dabei können zwei Gruppen unterschieden werden: Dauermagnete und elektronische Magnete. Letztere brauchen für ihre Arbeit die ständige Stromzufuhr.
- In Magneten findet ein geordneter Elektronenfluss statt, d. h., die Elektronen wandern zwischen den einzelnen Atomen organisiert hin und her. In der Folge entstehen an den Magnetenden zielgerichtete Kräfte: Der Nord- bzw. Pluspol und der Süd- bzw. Minuspol. Nur der Nord- und Südpol zweier magnetischer Gegenstände können sich gegenseitig anziehen. Kommen sich die beiden gleichen Pole der Magnete zu nahe, stoßen sie sich ab.
- Magnete können ihre Kraft auf andere Metallgegenstände übertragen. Reibt man einen Eisennagel an einem Magneten, so wird dieser für kurze Zeit auch magnetisch. Durch die Kräfte des Magneten werden die Elektronenwanderungen kurzfristig auf ein organisiertes Niveau gehoben.
- Nicht nur Metallteile können magnetisch sein. Jede lebende Zelle – auch der Mensch – ist von Magnetwellen umgeben. Da Magnetismus das Produkt von Elektrizität und organisierten Elektronenwanderungen ist, und da wir es bei lebendigen Organismen mit einer besonders organisierten Form von Materie zu tun haben, darf es auch nicht verwundern, dass wir hier magnetische Kräfte finden. Das menschliche Gehirn besitzt dabei die kräftigsten Magnetfelder.
- Magnetische Kräfte – wissenschaftlich korrekt als so genannte magnetische Feldstärke bezeichnet – kann man messen. Gebräuchliche Einheiten sind das Tesla und das Gauß. 1 Tesla entspricht 10 000 Gauß. Die magnetischen Feldstärken können stark variieren. In der Magnettherapie werden in der Regel Magnete in Stärken von 250 bis 3000 Gauß eingesetzt.

## Die Geschichte der Magnettherapie

Es ist schwer zu sagen, wann dem Menschen die eigentümliche Anziehungskraft von magnetischen Steinen aufgefallen ist und wann man sie das erste Mal nutzte.
Der Legende nach soll ein chinesischer Kaiser vor 5000 Jahren auf seinem Streitwagen eine drehbare Frauenfigur gehabt haben, deren rechter Arm immer in dieselbe Richtung zeigte. Als der Kaiser sich einmal im Nebel verirrte, half ihm die Figur, wieder zu seinem Palast zurückzufinden. Es ist durchaus möglich, dass in dem Frauenarm ein längliches Stück Magnetitgestein verborgen war, das als eine Art Kompassnadel fungierte.
Obwohl der Wahrheitsgehalt dieser Legende fraglich ist, deutet vieles darauf hin, dass es tatsächlich die Chinesen waren, die den Kompass erfanden.

### Die medizinischen Ursprünge

Wahrscheinlich waren es auch die Chinesen, die Magnete zum ersten Mal zur Behandlung von Krankheiten einsetzten.
Doch erst in den Hieroglyphen Ägyptens und in den Zeugnissen antiker Gelehrter wurde die Magnettherapie schriftlich festgehalten.
Hippokrates (460–375 v. Chr.) etwa behandelte unfruchtbare Frauen, indem er ihnen mit Muttermilch, Blei und Magnetit aufgeladene Tampons einführte. Der römische Geschichtsschreiber Plinius (23–79 n. Chr.) berichtet von Magneten, die in der Therapie von Augenentzündungen und Brandwunden eingesetzt wurden – ein Einsatzgebiet, das auch aus heutiger Sicht noch Sinn macht. Selbst in der Bibel ist nachzulesen, wie Moses einen Stein in Form einer Schlange auf eine Stange setzte, »und wenn nun die Schlangen einen bissen und er schaute dann die eherne Schlange an, so blieb er am Leben«. Diese eherne Schlange strahlte offenbar eine Art Fluidum ab – und dergleichen gab es damals nur in Form des Magnetismus.

### Von Ibn Sina bis Paracelsus

Im Unterschied zu anderen Therapiemethoden wie etwa der Heilpflanzenkunde und der Chirurgie konnten sich die Dauer-

magnete jedoch nicht durchsetzen. Der arabische Arzt Ibn Sina (980–1037) setzte sie lediglich gegen Depressionen ein.
Erst Paracelsus (1493–1541) machte die Magnettherapie zu einer festen Größe in seinem medizinischen System. Für den legendären Schweizer Arzt stand fest: »Der Magnet ist der Monarch aller Geheimnisse.« Er setzte die Magnete bei einer ganzen Reihe von Erkrankungen ein, beispielsweise bei Fallsucht, Krämpfen, Hämorrhoidalleiden, Ausflüssen, Ödemen und Wunden. »Hysterischen« Frauen setzte er ober- und unterhalb der Gebärmutter einen Magneten an, um sie zu beruhigen. Diese Indikation ist heute natürlich nicht mehr aktuell; der Begriff der Hysterie ist weitgehend aus dem Sprachschatz der Medizin verschwunden.

## Der entscheidende Schritt zur Wissenschaft

Bei aller Begeisterung war Paracelsus noch weit davon entfernt, das Phänomen des Magnetismus auch nur annähernd verstehen zu können – dazu fehlten ihm die technischen und methodischen Voraussetzungen. Erst William Gilbert (1544–1603), Leibarzt der englischen Königin, versuchte, sich dem Problem

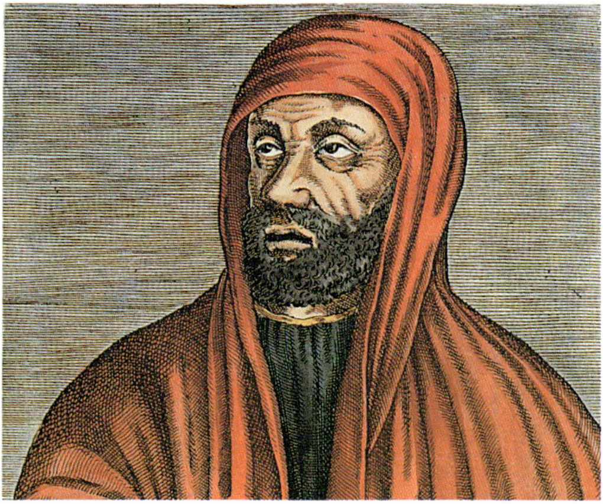

*Der islamische Arzt und Philosoph Ibn Sina verbreitete das griechische Denken im Orient.*

wissenschaftlich zu nähern. Zwar steckt auch sein Buch »Vom Magneten« noch voller Irrtümer, doch er erkannte bereits, dass man einen Magneten teilen kann und so immer wieder – entsprechend kleinere – Magnete erhält.
Gilberts Ausführungen hatten starken Einfluss auf andere Wissenschaftler. So begann man in Österreich, die Magnete erfolgreich gegen diverse Nervenleiden sowie gegen Krämpfe und Schmerzen einzusetzen.
Diese Entwicklung mündete schließlich in den »animalischen Magnetismus« des schwäbischen Arztes und Philosophen Franz Anton Mesmer (1734–1815).

### Der Mesmerismus

Seine ersten Magnete bekam Mesmer von einem Astronom und Arzt namens Pater Hell (1720–1792). Dieser hatte bereits per Magnettherapie zwei Patientinnen mit schweren Unterleibskrämpfen therapiert, von denen eine zuvor – ohne Erfolg – lange Zeit von Mesmer behandelt wurde. Mesmer experimentierte mit den Magneten und schaffte es, eine englische Baronin von ihren Unterleibskrämpfen zu befreien, die bereits den Status der Unheilbarkeit erlangt hatte. Dieser Heilerfolg erregte in der Öffentlichkeit großes Aufsehen.
Mesmer intensivierte daraufhin seine Arbeit mit den Magneten, um jedoch schon bald feststellen zu müssen, dass seine Heilerfolge weniger auf die strahlenden Metalle in seiner Hand, als auf die Hand selbst zurückzuführen waren. Mesmer vermutete, dass auch zwischen belebten Körpern magnetische Kräfte vorherrschen und dass sie bei einigen Menschen – wie bei ihm selbst – besonders stark sind und deshalb zu Heilzwecken genutzt werden können. Also legte er die Magnete zur Seite, um fortan nur noch durch die Kraft seiner Hände zu heilen.
Offensichtlich konnte Mesmer mit seiner neuartigen Methode einige spektakuläre Erfolge verzeichnen. So heilte er den Sekretär des bayerischen Kurfürsten von seinen nervösen Zuckungen, indem er ihm einfach nur seinen Zeigefinger entgegenhielt. Derartige »Wunderheilungen« gelangen Mesmer wohl öfter, so dass der Kurfürst den Arzt zum Mitglied der Akademie adelte.

Die Anerkennung der Wissenschaft blieb Mesmer jedoch versagt. Man bezichtigte ihn der Scharlatanerie. Mesmer zog sich daraufhin an den Bodensee zurück, um dort fern der Öffentlichkeit weiter zu praktizieren. Es soll hier nicht der Ort sein, über Wert oder Unwert des Mesmerismus zu diskutieren. Festzustellen bleibt jedoch, dass er entscheidend dazu beitrug, das Band zwischen Magnettherapie und Wissenschaft zu lösen. Obwohl sicherlich ein großer Unterschied darin besteht, ob man einen Menschen mit echten Magneten behandelt oder aber nur durch Fingerzeige und Handauflegen – Mesmer sorgte dafür, dass die Magnettherapie von den meisten Schulmedizinern ignoriert wurde und nach wie vor ignoriert wird. Das ist bedauerlich, ist die Magnettherapie mittlerweile doch auch wissenschaftlich untermauert.

## Magnettherapie heute

Im 20. Jahrhundert ist viel zum Magnetismus und seinen Einflüssen auf die Gesundheit geforscht worden. Es liegen zahlreiche Labor- und Klinikstudien vor, die deutliche Hinweise darauf geben, dass Magnete bei unterschiedlichen Krankheiten helfen können. In Japan gehört die Magnettherapie denn auch schon zu den etablierten Standardheilverfahren.

Weltweit werden inzwischen jährlich fünf Milliarden Dollar mit Heilmagneten umgesetzt. Der deutsche Anteil daran ist allerdings noch gering. Die hiesige Medizin ruht hauptsächlich auf zwei Säulen: auf der Chirurgie und der Pharmazie.

## Wissenschaftliche Anerkennung

Trotz der oftmals stiefmütterlichen Behandlung, die alternative Therapieformen in Europa erfahren, wenden sich immer mehr Menschen diesen Behandlungsformen und damit auch der Magnettherapie zu.

Wie viele dieser Ansätze kann auch die Magnettherapie auf drei Aspekte zurückblicken, die wichtige Qualitätsmerkmale für Heilverfahren bilden. Sie kann anekdotische Heilerfolge, eine lange Tradition und wissenschaftliche Studien aus dem Labor sowie sogar aus der Klinik aufweisen und sollte deshalb unbedingt ernst genommen werden.

# Für Körper und Geist

## Magnetismus und Krankheit

Nicht nur Magnete können Magnetkräfte aussenden, auch das Leben an sich ist magnetisch. Jede einzelne Zelle in unserem Körper besitzt ein Magnetfeld. Dieses verdankt sie ihrer durchlässigen Membran, durch die zahlreiche Stoffwechselvorgänge und damit auch Elektronenwanderungen reguliert werden. Infolge dieser Aktivitäten kommt es zu magnetischen Feldern, die allerdings deutlich abnehmen können, wenn die Zelle erkrankt. Mit anderen Worten: Nicht wenige Erkrankungen sind von einer Schwäche des Magnetfeldes begleitet, in deren Folge sich der Stoffaustausch durch die Zellwände deutlich verschlechtert. Hierdurch verringern sich auch die Chancen für eine zügige Heilung, denn Zellen mit

### Ohne Magnetismus kein Leben

Nicht nur jede einzelne lebende Zelle besitzt ein eigenes Magnetfeld, auch der positive Einfluss äußerer magnetischer Kräfte auf das Leben ist mehrfach dokumentiert.

- Wie bereits geschildert, verloren Mäuse, die in einem Käfig von der Erdmagnetkraft abgeschottet wurden, ihr Fell und gingen schließlich ein. Ihr Bindegewebe zeigte Wucherungen, als hätte es beim Wachstum die Orientierung verloren. Ein Ergebnis, das zu denken geben sollte. Denn wir Menschen zwängen uns recht häufig in Stahlbetonbauten, Autos und andere »Käfige« ein, deren Wände die Magnetkräfte der Erde nur noch eingeschränkt durchdringen können.
- Nicht nur Vögel, auch der Mensch orientiert sich an Magnetfeldern. In einer Studie wurden einer Gruppe von Studenten die Augen verbunden, anschließend verfrachtete man sie in einem Auto zu einer Stelle, die etwa 50 Kilometer von ihrem Ausgangspunkt entfernt war. Dennoch vermochten sie halbwegs sicher zu sagen, wo sie herkamen. Wurde jedoch ein Magnet an ihre Augenbinden gesetzt, verschlechterte sich die Orientierung rapide. Die Studenten zeigten fast alle in die falsche Richtung. Offenbar hatten sie sich zuvor am Magnetfeld der Erde orientiert.

schlechtem Stoffwechsel erholen sich langsamer als andere Zellen. Hier erscheint es dann sinnvoll, das Magnetfeld der erkrankten Zellen mittels der Magnettherapie wieder zu kräftigen.
Im Stärken der geschwächten Magnetfelder, die man oft bei erkrankten Zellen findet, liegt eines der zentralen Argumente für die Magnettherapie. Doch sie kann noch weitaus mehr.

## Mit Magnetkräften gegen Infektionen

Ebenso wie andere lebende Organismen, reagieren auch Bakterien sensibel auf Magnetkräfte.

- Magnetisiert man Wasser mit dem Nord-, d. h. Pluspol eines Magneten, so bleibt es erheblich länger keimfrei als unbehandeltes Wasser. Magnetisiert man das Wasser andererseits mit dem Süd-, d. h. Minuspol, so zeigt sich schon bald ein reges Bakterienwachstum. Bei der Magnetbehandlung von Infektionen ist es demnach ganz besonders wichtig, den richtigen Pol einzusetzen.
- Bakterien sind offenbar in der Lage, sich nach magnetischen Feldern zu orientieren, die sie im menschlichen Körper vorfinden. So suchen sie zielstrebig nach Zellverbänden, deren Magnetfeld geschwächt ist. Insofern diese Zellen in der Regel auch erkrankt sind, bedeutet dies, dass Bakterien aufgrund ihres magnetischen Sinns imstande sind, sich gezielt kranke und geschwächte Zellen für ihre Attacken auszusuchen. Hier ist es sinnvoll, das Magnetfeld der betroffenen Zellen zu stärken.

## Entzündungen hemmen, Kortison sparen

In unterschiedlichen Studien konnte beobachtet werden, dass die Magnettherapie entzündungshemmend wirkt. Ursache dafür sind u. a. die Auswirkungen, die die Magnetkräfte auf unseren Hormonspiegel haben. So fand ein Wiener Rheumatologe heraus, dass sich im Blut von Rheumapatienten mehr entzündungshemmendes Kortisol nachweisen lässt, wenn sie mit Magnetfeldern behandelt werden. Auslöser dieses Effekts sind die Wirkungen der Magnete auf die zentrale Hormonsteuerung. Die Mobilisierung der körpereigenen Kortisolproduktion hat erhebliche Auswirkungen auf die Rheumatherapie. Wer viel eigenes Kortisol produziert, braucht weniger externes Kortison, um die Schmerzen und Entzündungen in den Griff zu bekommen. Dadurch senkt sich natürlich das Risiko, an den Nebenwirkungen der Kortisonbehandlung zu erkranken.

## Herz und Kreislauf im magnetischen Visier

Wenn es zu einem Herzinfarkt kommt, spielen nicht nur die bekannten Risikofaktoren wie Bewegungsmangel und Rauchen eine Rolle; auch Magnetfeldturbulenzen scheinen einen Einfluss auf Herz-Kreislauf-Erkrankungen zu haben.

Ein Forscherteam registrierte von 1967 bis 1972 alle Patienten, die mit einem Herzanfall in zwei große Krankenhäuser eingeliefert wurden. Sie verglichen die Daten mit den geomagnetischen Aktivitäten zu dieser Zeit. Erstaunlicherweise kamen immer dann die meisten Patienten, wenn das Erdmagnetfeld durch eine Erhöhung der Sonnenaktivität in Turbulenzen geriet.

Es bleibt allerdings fraglich, ob umgekehrt Herz-Kreislauf-Erkrankungen durch gezielte Magnetanwendungen geheilt oder verhindert werden können. Aber auch das muss wohl bejaht werden, denn Magnetkräfte beeinflussen auf vielerlei Weise die Aktivität der Blutgefäße.

## Der Einfluss auf die Durchblutung

Schon länger ist bekannt, dass Magnetfelder das Fließverhalten salziger Lösungen positiv beeinflussen können. Dieser Umstand legt nahe, dass sie auch den Blut-

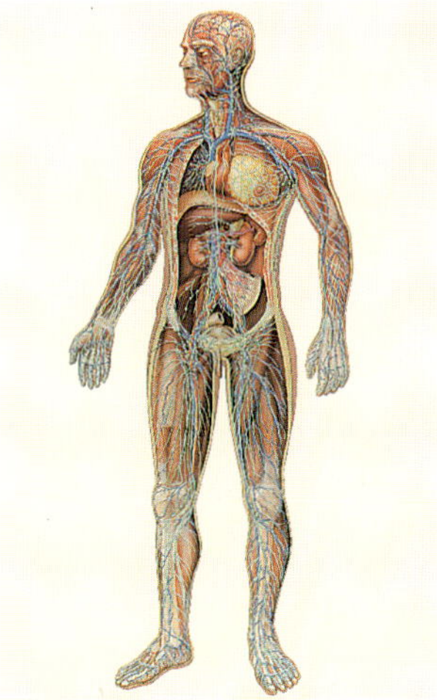

*Da Magnete die Durchblutung verbessern, wirken sie sich positiv auf zahlreiche Erkrankungen aus.*

fluss verbessern können, da es sich beim Blutplasma letzten Endes auch um eine Form der salzigen Lösung handelt. In einer Studie des Instituts für Technologie in Cambridge, Massachusetts, konnte diese These kürzlich belegt werden. Demzufolge bringt der Einsatz von Magnetfolien eine Verbesserung des Blutflusses um etwa sieben Prozent.
Dies bringt gleich mehrere Vorteile mit sich. Eine bessere Durchblutung verringert das Risiko eines Blutstaus, der u. a. für Herz- und Venenerkrankungen typisch ist.
Vor allem Magnetfolien mit konzentrisch angeordneten Polen (»Concentric Circle Magnets«) gehören zu den chancenreichen Heilmitteln bei Durchblutungsstörungen wie beispielsweise Krampfadern.

## Natürliche Wärmeaggregate

Wer sich Wechselpolmagnetfolien auf die Haut setzt, wird an diesen Stellen schon bald deutliche Erwärmungen spüren. Ursache für dieses Phänomen ist der so genannte Hall-Effekt. Er besteht darin, dass es infolge der magnetischen Wechselpolfelder zu elektrischen Miniwirbelstürmen kommt, in deren Folge Wärme freigesetzt wird. Diese Wärme wiederum führt zu einer Weitstellung der Blutgefäße und damit zu einer verbesserten Durchblutung.
Der Effekt der Gefäßweitstellung und des verbesserten Blutflusses ist vor allem in der Behandlung von Sport- und Unfallverletzungen sowie in der Therapie rheumatischer Erkrankungen erwünscht. Im Unterschied zu anderen – klassischen – durchblutungsfördernden Maßnahmen wie Salben, Gels u. Ä. dringen die Magnetkräfte recht tief ins Gewebe, ohne dass es dabei zu unerwünschten Nebenwirkungen kommt.

## Verbesserte Sauerstoffversorgung

Unter dem Einfluss von Magnetkräften verbessert sich auch der Sauerstoffpartialdruck im Blut. Dies bedeutet konkret, dass das Blut leistungsfähiger und somit in die Lage versetzt wird, mehr Sauerstoff in die Zellen des Körpers zu transportieren. Dadurch verbessert sich die Regeneration und letzten Endes auch die Leistungsfähigkeit der Zellen.

### Neubildung von Blutgefäßen

Experimente mit so genannten Magnettunneln zeigten, dass Magnetfelder die Neubildung von Blutgefäßen anregen können. Bei den Magnettunneln handelt es sich um Röhren, in denen mittels Strom ein pulsierendes Magnetfeld erzeugt wird. Wenn man nun einen Arm oder ein Bein in diese Röhren legte, zeigten sich dort zahlreiche neue Blutgefäße – und das nicht nur in der Haut, sondern auch an den Knochen. Magnettunnel können dadurch beispielsweise die Heilung von Knochenbrüchen fördern.

### Magnete als natürliche Wundheiler

Um den Zusammenhang von Wundheilung und Magnettherapie beurteilen zu können, sind mittlerweile auch in Deutschland einige wissenschaftliche Studien angestellt worden.

### Mit Magneten gegen den Schmerz

Die Schmerzbehandlung gehört sicherlich zu den traditionellen Stärken der Magnettherapie.

- Magnetkräfte hemmen den Energiefluss in den Schmerzkanälen. Mit anderen Worten: Die Signale vom Schmerzrezeptor dringen nur noch in reduzierter Form bis zum Gehirn durch, so dass die Schmerzwahrnehmung deutlich verringert wird.
- Magnetkräfte mobilisieren die Ausschüttung von entzündungshemmendem Kortisol. Eine Entzündungshemmung geht jedoch meistens auch mit einer Schmerzhemmung einher.
- Kopfschmerzen und Schmerzen am Bewegungsapparat besitzen oft einen starken Zusammenhang mit muskulären Verspannungen. Diese können allein durch die durchblutungsfördernden Effekte von Magnetfolien wirksam eingedämmt werden.
- Magnetkräfte wirken auf das retikuläre System, einer Region im Gehirn, die sehr urtümlich ist und wesentlich darüber entscheidet, welchen Reizen wir unsere Aufmerksamkeit schenken. Offenbar sind Magnetwellen über ihren Einfluss auf diese Gehirnregion imstande, unsere Schmerzwahrnehmung zu dämpfen.

Am Münchner Klinikum Rechts der Isar etwa wurden mit Hunderten von Patientinnen und Patienten positive Erfahrungen gemacht, wenn es darum ging, mit Magneten den Wundheilungsprozess zu fördern und die Bildung von hässlichen Narben zu verhindern.
Dieser Effekt ist natürlich auch für die kosmetische Chirurgie von Bedeutung. Wunden, die mit einem Magnet verschlossen werden, heilen deutlich schneller und rückstandsloser ab als Wunden, die konventionell vernäht werden.

## Behandlung von Narben

Am Wiener Ludwig-Boltzmann-Institut konnte mit Magneten selbst die Ausdehnung und Schmerzentwicklung bereits bestehender Narben verringert werden.
Dabei wurden Magnetpflaster mit einer Stärke von 600 Gauß eingesetzt, deren Nordpol auf die Haut der betreffenden Patienten gesetzt wurde. Selbst ein Patient mit einem nach einer Amputation entzündeten Beinstumpf war nach mehrwöchiger Magnettherapie wieder vollkommen schmerzfrei.

Die beschleunigte und verbesserte Wundheilung durch Magnetkraft ist wahrscheinlich das Resultat zahlreicher Einzeleffekte. So spielen dabei neben Entzündungshemmung und Durchblutungsförderung sicherlich auch die antibiotischen Kräfte der Magnete eine Rolle.

## Magnetismus und Schlafstörungen

Es gehört zu den jahrhundertealten Weisheiten der Volksmedizin, dass man besser schläft, wenn das Bett in Nord-Süd-Ausrichtung steht und der Kopf zum Nordpol weist. Ebenfalls bekannt ist, dass Menschen in Holzhäusern und Flachbauten einen erholsameren Schlaf finden als Menschen in mehrstöckigen Betonbauten. Wissenschaftliche Studien konnten diese Phänomene bestätigen, erklären konnten sie sie jedoch lange Zeit nicht.
1992 entdeckte Prof. Joseph Kirschvink vom California Institute of Technology in Pasadena, dass sich im menschlichen Gehirn nicht unerhebliche Mengen an magnetischem Material – nämlich an Magnetit – befinden. Zuvor war nur bekannt gewesen, dass sich dieses Material als

Orientierungshilfe im Gehirn einiger Tierarten (z. B. Tauben) befindet.
Der Mensch greift auf diese inhärente Orientierungshilfe kaum zurück. Er vertraut in erster Linie auf seine Augen und Ohren – und natürlich auf die zahlreichen modernen Messinstrumente, um sich zurechtzufinden. Nichtsdestoweniger bleibt der Magnetitanteil im Gehirn auch heute nicht ohne Wirkung. Es ist davon auszugehen, dass schwache, von außen auf den menschlichen Körper einwirkende Magnetfelder im Magnetit unseres Gehirns gebündelt und dadurch im Inneren des Kopfs verstärkt werden. Mit anderen Worten: Gerade unser Gehirn reagiert aufgrund seines Magnetitanteils besonders sensibel auf Veränderungen, die sich in unserer Umgebung abspielen. Diese Erkenntnis bildet eine solide Basis, um unsere Schlafstörungen im Zusammenhang mit Magnetfeldern zu erklären.
Unser Gehirn wurde über viele Jahrtausende auf das Nord-Süd-Magnetfeld der Erde geeicht. Kommt es nun zu einem Abfall des Magnetfeldes – beispielsweise aufgrund einer Stahl-Beton-Konstruktion, in der wir leben und schlafen –, wird das Gehirn diesen Abfall als Veränderung registrieren und gleichzeitig Probleme bekommen, die Nord-Süd-Ausrichtung des Erdmagnetfeldes wahrnehmen zu können. Beides zusammen wird als Stress empfunden – und Stress ist ein Alarmsignal, das im Schlafzentrum dazu führt, den Schlaf auf Hab-Acht-Stellung und dementsprechend unruhig zu halten. In der Folge kommt es dann zu Schlafstörungen.
Oft reicht es schon aus, das Bett in Nord-Süd-Achse zu bringen und das Kopfende nach Norden auszurichten. Dadurch wird es dem Gehirn leichter gemacht, die verlorene Nord-Süd-Ausrichtung wiederzufinden. Es gibt mittlerweile aber auch Magnetstreifen, die auf den Lattenrost geklebt werden können, und die auf diese Weise den Verlust des Erdmagnetfeldes kompensieren.

### Mit Magneten gegen Depressionen

Eine Studie am Technion Israel Institut in Haifa konnte zeigen, dass Magnete die Hirnaktivität stimulieren und so schwere Depressionen lindern können.

Bei dieser Studie wurden insgesamt 67 Patienten entweder mit der transkranialen Magnetstimulation (TMS) behandelt oder mit einer Plazebomethode, bei der die Patienten keine Magnetbehandlung erhielten, aber eine vermuteten. Bei der TMS wird ein Magnetfeld durch eine Spule gezielt in bestimmte Bereiche des Gehirns direkt hinter der Stirn geleitet. Die Behandlung wird in kurzen Abständen wiederholt, sie ist schmerzlos und völlig ohne Nebenwirkungen. Das Ergebnis der Studie: Nach zwei Wochen konnte bei 50 Prozent der mit TMS behandelten Patienten eine deutliche Besserung der Beschwerden erzielt werden. Die sonst üblichen Elektroschockbehandlungen entfielen bei ihnen – im Unterschied zur Plazebogruppe, die weiterhin mit Elektroschocks behandelt werden musste.

### Krebswachstum wird gehemmt

Nicht wenige Wissenschaftler sind davon überzeugt, dass auch Krebserkrankungen in einem engen Zusammenhang mit Magnetfeldern stehen. In einem japanischen Versuchslabor wurden krebskranke Ratten mit Magnetfeldern von 50 bis 800 Gauß behandelt. Bereits nach 24 Stunden veränderten sich die Tumore. Zwei Wochen später waren die Krebsherde deutlich kleiner geworden. Diese Ergebnisse wurden durch andere Studien bestätigt – sie dürfen jedoch nicht ohne weiteres auf den Menschen übertragen werden.

### Hoffnung für Betroffene

In Anbetracht dessen, was man mittlerweile über Magnetkräfte und ihren Einfluss auf den Körper weiß, ist es dennoch durchaus möglich, dass sie das Wachstum von Tumoren hemmen und vorbeugend die Entstehung von Krebsgeschwüren verhindern können. So ist bekannt, dass im Gegensatz zum gesunden Organismus bei an Krebs erkrankten Patienten der Tumor sauer und das Blut alkalisch ist. Durch eine Magnetbehandlung ließe sich nun diese verkehrte Polung wieder ausgleichen.

Darüber hinaus zeigen Tumorzellen ein anderes Magnetfeld als gesunde Zellen – auch dies könnte durch eine gezielte Anwendung von Magneten wieder korrigiert werden. Ganz zu schweigen von den positiven Einflüssen, die magnetische Felder auf das gesamte Hormongeschehen und damit auf die Immunabwehr haben können.

### Das Magnetfeld-Mangelsyndrom

1975 erschütterte Dr. Kyoichi Nakagawa, Direktor des Isuzu-Krankenhauses in Tokio, die medizinische Fachwelt mit seiner Behauptung, dass viele Menschen mit Beschwerden wie Nacken- und Kopfschmerzen, chronischer Erschöpfung, Fibromyalgie und Vergesslichkeit in Wirklichkeit an einem Magnetfeld-Mangelsyndrom (engl. Magnetic-Field-Deficiency-Syndrome, MFDS) leiden.
Nakagawa hatte eine aufwändige Fragebogenaktion mit insgesamt 11 648 Menschen durchgeführt, in der nach den Erfahrungen mit Pflastermagneten gefragt wurde. Demzufolge wurden die Magnete bei folgenden Beschwerden eingesetzt:

- Steifer Nacken 45,2 %
- Hexenschuss 19,0 %
- Neuralgien 13,9 %
- Muskelschmerzen 12,3 %
- Rheumatismus 1,3 %
- Sonstige Beschwerden 6,3 %

Im Durchschnitt bezeichneten 94,3 Prozent der Befragten die Magnetpflaster als wirksam. Eine solche Quote wird nur von den wenigsten Therapieformen erreicht. Viele fühlten sich vor allem in Bezug auf körperliche Arbeit erheblich leistungsfähiger. Bei keinem einzigen hatten die Magnete die Beschwerden verschlimmert oder zu Nebenwirkungen geführt.

### Neue Chancen

Die enorm hohe Heilungsquote der Magnetpflaster bei den aufgelisteten Krankheiten führten Nakagawa zu der Überzeugung, dass es sich bei vielen Alltagsbeschwerden und Zivilisationskrankheiten um nichts anderes als das besagte Magnetfeld-Mangelsyndrom handelt.
Im Lauf der letzten 500 Jahre hat die erdmagnetische Strahlung um etwa die Hälfte ihrer Kraft abgenommen, hinzu kommen zahlreiche Isolierfaktoren – wie etwa Autos und Stahlbetonbauten –, die den Menschen vom Erdmagnetfeld abschotten. Diese Entwicklungen kann man nach Nakagawas Ansicht nur durch die gezielte Anwendung von Heilmagneten stoppen.

# Klinische Studien

## Die Prüfung von Naturheilverfahren

Ein Heilmittel besitzt unter Medizinern umso mehr Anerkennung, je mehr es in klinischen Studien am Menschen erprobt wurde. In diesem Zusammenhang wird es wiederum sehr geschätzt, wenn das Mittel im Plazeboversuch getestet wurde. Plazeboversuch heißt, dass man die Testpersonen in zwei Gruppen einteilt. Die eine Gruppe erhält das Medikament, das getestet werden soll, während die andere lediglich ein unwirksames Scheinmedikament bekommt. Zeigen sich nun am Ende des Versuchs bei der Gruppe, die das richtige Medikament erhielt, deutlichere Besserungen als bei den Plazebopatienten, so ist dies ein deutlicher Hinweis darauf, dass das betreffende Mittel tatsächlich wirkt. Zu natürlichen Heilverfahren existieren in der Regel weniger plazebokontrollierte Studien als zu den Methoden der Schulmedizin. Dies hat mehrere Gründe. Einer der häufigsten ist sicherlich, dass weniger Geld in die Erforschung alternativer Heilverfahren fließt. Dies ist wiederum darin begründet, dass die Schulmedizin ihre Pfründe nicht in Gefahr bringen will. Oft verhält es sich aber auch einfach so, dass Naturheilverfahren mit wissenschaftlichen Methoden nicht unbedingt messbar sind. Man denke nur an die Akupunktur. Sie entzog sich lange Zeit den Tests im Plazeboverfahren, weil es keine Möglichkeit gab, die Behandlung nur scheinbar durchzuführen. Erst vor kurzem entwickelten Forscher Plazebonadeln, bei denen die Testpersonen das Gefühl haben, eine Akupunktur zu erhalten, obwohl die Nadeln gar nicht ins Hautgewebe eindringen. Hiermit können nun auch Plazeboversuche gemacht werden, womit sich die Möglichkeiten zur Erforschung der Akupunktur deutlich erweitert haben.

## Heilmagnete im Plazeboversuch

Ähnliche Probleme wie bei der Akupunktur gab es auch bei der Magnettherapie. Zwar war es hier nicht weiter schwierig, Plazebomagnete zu entwickeln, doch es gab immer wieder neugierige Patienten, die ihre Folien oder Pflaster an Metallstücke hielten, um zu testen, ob sie tatsächlich einen echten Magneten am Körper hatten oder nicht. Das bedeutete natürlich das Ende des Plazeboversuchs. Doch auch zu diesem Problem haben Wissenschaftler mittlerweile Lösungen entwickelt. Bei kürzeren Versuchen ist es beispielsweise möglich, die Testpersonen unter ständiger Kontrolle zu halten. Man kann den Patienten auch schwache Magnete als Plazebopflaster geben, die zwar stark genug sind, um Metall anzuziehen, aber zu schwach, um medizinisch wirksam zu sein. Magnetpflaster können beispielsweise auch als Pflaster ausgegeben werden, die mit einem bestimmten Wirkstoff versehen sind, der nach und nach an den Organismus abgegeben wird, ähnlich wie bei Nikotinpflastern. Auf diese Weise kommen die Patienten gar nicht erst auf die Idee, die Pflaster gegen Metall zu halten, um sie zu testen.

## Überzeugende Resultate

Auch die Magnettherapie lässt sich also mittlerweile gut erforschen. Und es liegen auch schon einige fundierte Forschungsarbeiten vor. Beeindruckend sind vor allem die Ergebnisse zu den

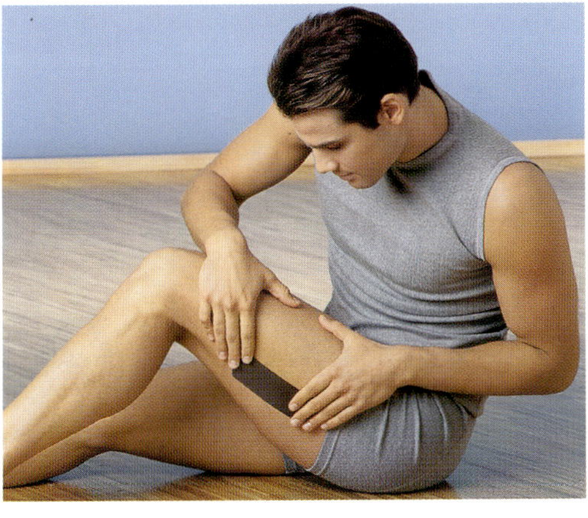

*Wissenschaftliche Studien belegen, dass sich Magnetfolien vor allem bei Muskelbeschwerden bewährt haben.*

wechselpolaren Magnetfolien. Sie lassen keine Zweifel mehr daran, mit den Folien ein ernsthaftes und chancenreiches Instrument zur Behandlung von Schmerzen gefunden zu haben.

### Schulterschmerzen

Zwei japanische Studien aus dem Jahr 1980 untersuchten die Wirkung von Magnetpflastern auf 400 Patienten, die an Schulterschmerzen litten.
Die Patienten wurden in zwei Gruppen unterteilt. Die eine Gruppe erhielt eine Behandlung mit echten Magnetpflastern (Stärke: 800 Gauß), die zweite Gruppe wurde lediglich mit gleich aussehenden, aber sehr schwachen Magnetpflastern (200 Gauß) behandelt. Das Ergebnis: Aus der ersten Gruppe berichteten mehr als 80 Prozent über Besserungen ihrer Beschwerden, in der zweiten Gruppe waren es nur etwa 40 Prozent.

### Spontane Schmerzen

Die Studie zu spontanen Schmerzen wurde im Jahr 1983 durchgeführt. Ein amerikanischer Zahnarzt und Kieferchirurg war frustriert darüber, dass er seinen Patienten so viele Spritzen geben musste, die dann zu allem Überfluss auch noch oft wirkungslos blieben. Also klebte er einigen seiner Patienten vor dem Setzen der Injektionen Magnetfolien auf die Wange. Das Resultat: Die Patienten mit kombinierter Magnet-Spritzen-Behandlung litten in der folgenden Behandlung erheblich weniger unter ihren Beschwerden als jene, die nur gespritzt wurden.

### Muskel- und Sehnenschmerzen

Eine der wenigen deutschen Studien zur Magnettherapie stammt aus Schaufling in Bayern. Sie wurde 1992 veröffentlicht.
Dabei wurde die Wirkung von wechselpolaren Magnetfolien an Patienten untersucht, die an unterschiedlichen Formen von Muskel- und Sehnenschmerzen litten. 50 Patienten wurden mit echten Magnetfolien behandelt, 50 bekamen lediglich Pseudomagnete auf die schmerzenden Stellen geklebt.
Die Ergebnisse: 70 Prozent der Magnetgruppe berichteten von einem deutlichen Nachlassen der Schmerzen, im Unterschied zu 26 Prozent der anderen Gruppe.

In der Magnetgruppe konnte fast die Hälfte der Patienten den Schmerzmittelkonsum verringern, in der Plazebogruppe gelang dies nur einem Zehntel.

### Fersenschmerzen

In einer amerikanischen Studie aus dem Jahr 1993 wurde die Wirksamkeit von wechselpolaren Magnetfolien an Patienten erprobt, die an schweren Fersenschmerzen (ausgelöst durch Fersensporn oder Entzündung des Achillessehnenansatzes) litten. Die Patienten wurden wiederum in zwei Gruppen unterteilt: Die eine Gruppe erhielt eine Behandlung mit echten Magnetpflastern (Stärke: 300 Gauß), die andere Gruppe wurde mit Pseudomagnetpflastern behandelt. Das Ergebnis: In der Magnetgruppe berichteten 57,2 Prozent von deutlicher Schmerzlinderung und 77,1 Prozent von deutlichen Besserungen beim Gehen. In der Plazebogruppe berichteten hingegen nur 16,6 Prozent von einer Schmerzlinderung und die gleiche Anzahl von einer Besserung der Schmerzen beim Gehen. Deutlichere Ergebnisse werden auch von anerkannten Schmerzmitteln nicht erreicht.

### Gelenkschmerzen

Aus dem Jahr 1997 stammt eine Studie an 50 Postpoliopatienten, die ebenfalls von amerikanischen Forschern durchgeführt wurde. Patienten, die eine Kinderlähmung (Poliomyelitis) durchgemacht haben, leiden oft unter starken bis unerträglichen Schmerzen an Gelenken und Muskeln. Bei der berüchtigten Kinderlähmung wird die Muskelbalance zerstört, was zu schweren Muskelverspannungen und arthritischen Gelenkentzündungen führt. Postpoliopatienten müssen in der Regel hohe Dosierungen an starken Schmerzmitteln einnehmen.
Die Patienten der Studie wurden in zwei Gruppen eingeteilt: Die eine Gruppe erhielt eine Behandlung mit wechselpolaren Magnetpflastern in einer Stärke von 500 Gauß, die andere Gruppe bekam lediglich Pseudomagnete auf die schmerzenden Stellen geklebt. Die Ergebnisse waren eindeutig: 76 Prozent der mit echten Magneten behandelten Patienten berichteten von deutlichen Besserungen, im Unterschied zu lediglich 19 Prozent der mit Plazebomagneten behandelten Vergleichsgruppe.

## Karpaltunnelsyndrom

Beim Karpaltunnelsyndrom ist der Handwurzelkanal verengt, durch den die Nervenfasern zu den Fingern verlaufen. Dabei kommt es zu starken Schmerzen, die die Leistungsfähigkeit der Hand einschränken.

Wie wirksam Magnete beim Karpaltunnelsyndrom sein können, zeigt eine Studie des amerikanischen Mediziners Dr. Ronald Lawrence. Er ließ 14 Patienten eine Woche lang Dauermagnete um die Handgelenke tragen. Danach befragte er sie nicht nur nach ihrem Befinden, sondern maß auch, wie schnell die elektrischen Impulse in den Nervenbahnen der Handgelenke weitergeleitet wurden. Bei Menschen mit Karpaltunnelsyndrom ist die Geschwindigkeit nämlich deutlich gesenkt.

12 der 14 Patienten fühlten sich nach der Magnetbehandlung erheblich besser, bei ihnen wurden auch die Nervenimpulse schneller weitergeleitet. Bei den übrigen Patienten stellten sich keine Besserungen, aber auch keine Verschlimmerungen ein.

## Menstruationsschmerzen

Eine Studie der Universität Seoul von 1994 zeigt, dass Magnete bei Menstruationsbeschwerden helfen können.

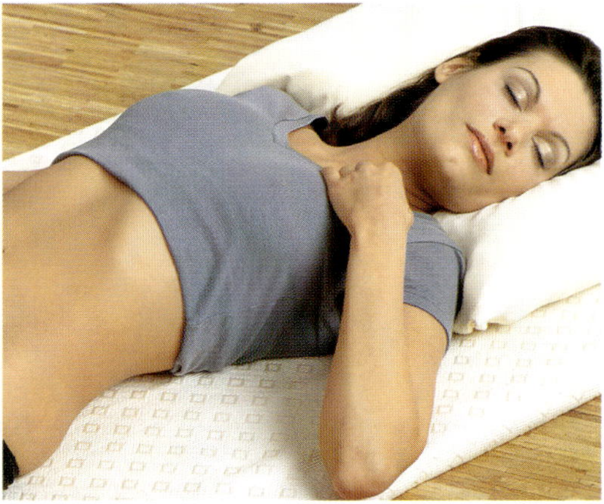

*Versuchen Sie, sich bei Menstruationsbeschwerden so weit wie möglich zu entspannen.*

Die Wissenschaftler behandelten elf Patientinnen mit Dauermagneten in der Stärke von 800 bis 1200 Gauß, eine zweite Gruppe von zwölf Frauen erhielt Plazebomagnete. Während der Studie und nach Entfernen der Magnete bzw. Pseudomagnete wurden sie zu ihren Beschwerden befragt. Die Frauen mit den echten Magneten berichteten im Gegensatz zur Kontrollgruppe durchweg von erheblichen Besserungen. Das Besondere an dieser Studie ist, dass die Frauen dauerhaft unter Beobachtung standen, so dass sie nicht herausfinden konnten, ob sie einen echten oder einen Plazebomagneten auf dem Körper trugen. Der Test zeigte außerdem, dass Magnete ihre schmerzlindernden Kräfte innerhalb weniger Stunden entfalten können.

### Rückenschmerzen

Wie bei allen Heilverfahren, so existieren auch zur Magnettherapie Studien, in denen keine sonderlichen Wirkungen beobachtet wurden. Die wohl aussagekräftigste Studie stammt aus dem Jahr 2000. Sie wurde in der Fachzeitschrift *JAMA* veröffentlicht. Hier erhielten 20 Patienten mit Rückenschmerzen abwechselnd Plazebo- und echte Magnete, die sie auf ihrem Rücken tragen sollten.
Das Ergebnis: Den Patienten ging es nach Versuchsende im Durchschnitt etwas besser, allerdings war dies unabhängig davon, ob sie Plazebomagnete oder echte Magnete erhielten. Wenn aber ein Medikament nicht deutlich besser abschneidet als ein Plazebo, so sind natürlich Zweifel an seiner Wirksamkeit angebracht.

### Ungeeignete Versuchsbedingungen

Zu dieser Studie muss jedoch einiges angemerkt werden. Sie wurde mit bipolaren Magnetpflastern durchgeführt, die mit der Nordpolseite zur Haut aufgeklebt werden. Von diesen Pflastern heißt es in der Naturmedizin, dass sie in erster Linie kühlend wirken. Kühleffekte sind jedoch bei Rückenschmerzen eher sinnlos, hier kommt es mehr darauf an, mit Wärme und durchblutungsfördernden Methoden zu arbeiten.
Mit anderen Worten: Die besagte Studie wurde mit Magnetpflastern durchgeführt, deren Chance

bei Rückenschmerzen im Vornherein als gering eingestuft werden mussten. Viel interessanter wäre eine dementsprechende Studie mit wechelpolaren Magnetfolien, bei denen nicht nur der Nord-, sondern auch der Südpol – und zwar im kreisförmig angeordneten Wechsel zum Nordpol – zum Einsatz kommt. Diese Magnetfolien fördern die Durchblutung und erzeugen Wärme, was im Hinblick auf Rückenschmerzen als erheblich wirkungsvoller einzustufen ist.

### Durchblutungsstörungen

Bei einer Studie US-amerikanischer Wissenschaftler aus dem Jahr 1999 wurden Diabetiker als Testpersonen ausgewählt, die aufgrund ihrer Stoffwechselkrankheit an schmerzhaften Durchblutungsstörungen an den Füßen litten. Unter den einen Fuß erhielten sie Einlegesohlen, in die Magnete eingearbeitet waren, der andere Fuß wurde mit einer magnetfreien Einlegesohle ausgestattet.

Die Patienten wurden nicht darüber informiert, dass sie im Rahmen einer wissenschaftlichen Studie die Wirkung der Magnettherapie testen sollten.

Das Ergebnis war eindeutig. Während die Füße mit den normalen Einlegesohlen nur geringfügige Besserungen zeigten, ging es den mit Magneten behandelten Füßen erheblich besser. Dort hatten die Schmerzen deutlich nachgelassen. Ein weiterer Hinweis darauf, dass Magnete gerade bei Durchblutungsstörungen hilfreich sein können.

### Schwindel und Tinnitus

Zwei Studien aus dem Jahr 1983 befassen sich mit der Wirkung von Dauermagneten auf Menschen, die infolge einer Schädelverletzung unter starken Schwindelattacken leiden. Auch hier zeigte sich eine deutlichere Wirksamkeit der echten Magnete gegenüber einer Scheintherapie mit Plazebomagneten. Die Verfasser der Studien kamen zu dem Schluss, dass Magnete bei Durchblutungsstörungen im Innenohrbereich (z. B. bei Tinnitus, Hörsturz und Vertigo) echte Therapiechancen besitzen.

### Kaum Nebenwirkungen

Die magnetischen Felder von Starkstromleitungen oder Elektrogeräten haben nicht unbedingt den besten Ruf. So stehen sie beispielsweise in dem Verdacht, Krebs erregend zu sein. Von den Magneten, die in der Therapie eingesetzt werden, sind jedoch derartige Wirkungen nicht zu befürchten, vor allem dann, wenn es sich um Dauermagnete handelt, die keinerlei Stromzufluss brauchen:

- Bereits Mitte der 1960er Jahre kam ein Artikel der Fachzeitschrift *Nature* zu dem Schluss, dass von Magneten mit einer Stärke bis zu 5000 Gauß keinerlei negative Effekte zu befürchten sind.
- Auch die WHO (Weltgesundheitsorganisation) stellte in einer Studie von 1987 fest, dass in den letzten vier Jahrzehnten nichts gefunden wurde, was auf einen schädlichen oder gar Krebs erregenden Effekt der Dauermagnete hinweisen würde. Im Gegenteil: Laborexperimente an Zellkulturen geben sogar konkrete Hinweise darauf, dass Magnete das Wachstum bestimmter Krebsgeschwüre hemmen.

### Vorsicht bei Herzpatienten

Generell wird jedoch Menschen mit Herzrhythmusstörungen oder Herzschrittmachern von einer Magnettherapie abgeraten. Elektronische Herzschrittmacher und Aktivitäten des Herzmuskels (die ja auch von körpereigener Elektrizität gesteuert werden) können durch Magnetwellen möglicherweise irritiert werden. Konkrete Belege, ob diese These auch für die schwachen Therapiemagneten gilt, existieren allerdings nicht.

### Andere Wechselwirkungen

Schwangeren Frauen bis zum sechsten Monat wird ebenfalls von der Anwendung der Magnete abgeraten, da noch zu wenig über die Wirkungen von Magnetkräften auf das ungeborene Leben bekannt ist. Negative Berichte zu Heilmagneten und der Entwicklung von Embryos gibt es bislang aber ebenfalls nicht.

Für die oft geäußerte Einschränkung schließlich, wonach Epileptiker keine Magnete auf ihren Körper setzen dürften, gibt es noch nicht einmal Verdachtsmomente, die eine solide medizinische oder physikalische Grundlage hätten.

Fazit: Die Magnettherapie ist im Vergleich zu schulmedizinischen Therapieformen absolut arm an Nebenwirkungen.

# Heilmagnete richtig anwenden

## Zwischen Medizintechnik und Naturheilverfahren

Da die Magnettherapie eine lange Geschichte hinter sich hat, hat sie in ihrer Anwendung mittlerweile auch zahlreiche Ausprägungen erfahren.
Grundsätzlich kann zwischen Dauer- und Strommagneten unterschieden werden. In jüngerer Zeit wurden Strommagnete mit ausgeklügelten Systemen entwickelt, wie etwa das Quantron-Resonanz-System, das beachtliche Erfolge bei Migräne und anderen Kopfschmerzen erzielen soll. Diese Form der Magnettherapie hat jedoch nichts mehr mit natürlichen Heilverfahren zu tun. Es handelt sich vielmehr um teure Medizintechnik auf höchstem Niveau, die sicherlich ihre Heilungschancen besitzt, aber mit der Magnettherapie als preiswerter alternativer Heilmethode nichts mehr gemein hat.

### Unverstärkte Dauermagnete

Die klassische Magnettherapie setzt vielmehr auf Dauermagnete, die keinen Strom für ihre Arbeit benötigen. Natürlich hat auch bei ihnen die Entwicklung nicht Halt gemacht, so dass es mittlerweile zahlreiche Formen von Dauermagneten gibt. Der ursprünglich naturheilkundliche Gedanke – mit einer natürlichen Urkraft ohne elektrische Verstärkung den menschlichen Organismus zu unterstützen – blieb jedoch erhalten.

### Bipolare Magnetpflaster

Bipolare Magnetpflaster repräsentieren die klassische Magnettherapie, wie sie in Japan entwickelt wurde, also die Lehre des »Taiki«. Es handelt sich dabei um Blockmagnete, die unter einem kleinen Klebestreifen eingelassen sind. In der Regel werden sie mit dem Nordpol zur Haut aufgesetzt. Ihre Stärke liegt meistens bei 800 Gauß.
Naturärzte schätzen die kleinen Magnetpflaster, weil sie einen kühlenden Effekt haben und auf diese Weise bei Entzündungen mit starker Rötung und Hitzeentwicklung angezeigt sind. Bei Krankheiten jedoch, bei denen eine Verstärkung der Durchblutung gefordert ist, scheinen sie wirkungslos sein. Eine Studie mit bipolaren Magnetpflastern an

Patienten mit Rückenbeschwerden brachte jedenfalls keine positiven Ergebnisse.

### Wechselpolare Magnetfolien

Im amerikanischen Sprachraum werden diese Magnete als Concentric Circle Magnets bezeichnet. Dieser Begriff bringt die Struktur der Magnete recht gut zum Ausdruck. Auf den Magnetfolien sind die Pole konzentrisch aneinander gereiht. In der Mitte sitzt der Nordpol, dann folgt ein Südpolring, dann wieder ein Nordpolring usw. Der Vorteil der wechselpoligen Magnetfolien liegt darin, dass die konzentrische Anordnung der Pole gewährleistet, dass viele Blutgefäße angesprochen werden. Eine solche Reaktion wird sonst nur von elektrisch betriebenen Spulen erreicht.
Das Magnetmaterial besitzt eine Dicke von 0,75 bis 1,0 Millimeter. In Fällen von besonders starken Schmerzen können auch bis zu 1,5 Millimeter dicke Magnete angebracht werden.
Die wechselpolaren Magnetfolien bilden eine Synthese aus alter Heiltradition und moderner Fertigungstechnik. Die Erfolge scheinen dieser Kombination Recht zu geben. Zwar sind die wechselpolaren Magnetfolien teurer als einfache Magnetpflaster, doch dafür zeigen wissenschaftliche Studien der letzten Zeit, dass wir mit ihnen eine wirksame Waffe gegen den Schmerz gefunden haben.
Ein weiterer Vorteil der Magnetfolien besteht darin, dass man sie mittlerweile auch in gut sortierten Apotheken erhält. Ihre Hauptanwendungsgebiete sind Muskelkater, Muskelzerrungen, Muskelsteifheit, Nacken-Schulter-Syndrom, Spannungskopfschmerzen, Hexenschuss, Rückenschmerzen, Wadenkrämpfe, Prellungen, Verstauchungen, Arthritis, Menstruationsbeschwerden, Tennisarm, Narbenschmerzen und Verstopfungen.

### Große Blockmagnete

Magnete gibt es in Form von großen und kleinen Scheiben, Blöcken, Zylindern, Ringen und Hufeisen.
Die Anwendung von Blockmagneten ist heute nicht mehr üblich. Sie werden dementsprechend kaum noch im Handel angeboten. Einige Therapeuten setzen allerdings die großen

Magnetklötze noch ein, um den ganzen Körper zu behandeln. Es steht hier also nicht die gezielte Therapie eines bestimmten Körperteils im Vordergrund, sondern die so genannte systemische Therapie. Diese Behandlungsform empfiehlt sich beispielsweise bei niedrigem oder erhöhtem Blutdruck sowie Müdigkeit, Impotenz, Erschöpfung und Konzentrationsschwäche.

### Magnetische Unterbetten, Matratzen und Kissen

Diese Ausstattung soll für einen erholsamen Schlaf sorgen, bei bettlägerigen Patienten hilft sie auch gegen Wundliegen. In Japan zählen magnetische Matratzen zur Standardausrüstung im Schlafzimmer. Es wird geschätzt, dass jeder achte Japaner auf einer magnetischen Matratze schläft.

In Deutschland werden mittlerweile ebenfalls magnetische Unterbetten verkauft. Besonders wirkungsvoll sind sie, wenn sie mit wechselpolaren Magnetfolien ausgerüstet wurden.

### Magnetisiertes Wasser

Magnetisiertes Wasser hat einen stark erhöhten pH-Wert, es ist also weniger sauer als normales Wasser. Es soll die Entstehung von Krebserkrankungen hemmen. Die Magnetisierung erfolgt am besten dadurch, dass man ein

### Wichtige Regeln für die Anwendung von Magnetfolien und Pflastermagneten

- Vor dem Auflegen der Magnete die Haut sorgfältig reinigen.
- In ganz seltenen Fällen kommt es zu allergischen Reaktionen auf die Pflaster- bzw. Klebstoffe der Magnete. Hier ist von der Anwendung von Pflaster- und Folienmagneten abzuraten.
- Die Behandlung sollte den Zeitraum von 30 Tagen nicht überschreiten.
- Ihre stärkste Wirkung erzielen Magnetfolien und -pflaster zwischen dem zweiten und fünften Tag. Ist nach zwei Wochen keine spürbare Besserung der Beschwerden eingetreten, sollte die Behandlung abgebrochen werden.

**Wichtig:** Wenn die Beschwerden abgeklungen sind, die Folien oder Pflaster nicht sofort abnehmen, sondern noch zwei weitere Tage tragen, um den Erfolg zu stabilisieren!

großes Glas Wasser 24 Stunden zwischen zwei große Blockmagnete (Magnetkraft zwischen 5000 und 7000 Gauß) stellt.

### Magnetische Einlegesohlen

Am besten wirken die Einlegesohlen, wenn sie mit wechselpolaren Magnetfolien ausgestattet sind. Sie fördern die Durchblutung der Füße und sind hilfreich bei kalten Füßen im Winter. Ihre Wärmeentwicklung kann allerdings auch die Schweißbildung anregen und dadurch das Risiko von Fußpilz erhöhen.

### Magnetschmuck

Ein Magnet an der Halskette kann bei Husten und Kloß im Hals hilfreich sein, ein magnetischer Armreif hilft möglicherweise bei Entzündungen im Handgelenk. Ansonsten ist aber der Magnetschmuck eher als kosmetisches denn als medizinisches Instrument einzuschätzen.

### Die richtige Polung

Lediglich bei den wechselpolaren Magnetfolien braucht sich der Patient keine Gedanken darüber zu machen, mit welchem Ende des Magneten er eigentlich arbeiten will. Bei allen anderen Magneten ist es jedoch von größter Wichtigkeit, die Pole zu kennen. Denn Nord- und Südpol haben ganz unterschiedliche Wirkungen. So wirkt der Nordpol eher kühlend und energieraubend, er eignet sich dadurch beispielsweise zur Behandlung von schmerzhaften Entzündungen und fiebrigen Erkrankungen. Der Südpol wirkt hingegen wärmend und energiespendend, er ist daher angezeigt bei Beschwerden wie niedrigem Blutdruck, Müdigkeit und Konzentrationsschwäche.
Normalerweise sind die jeweiligen Pole bei den Heilmagneten markiert. Falls nicht: Hier ein Trick, wie sie die richtigen Polzuordnungen finden. Nehmen Sie einen Kompass, und stellen Sie ihn so auf, dass die schwarze Nadelspitze nach Norden zeigt. Bringen Sie nun das eine Ende Ihres Magneten in die Nähe der schwarzen Nadelspitze. Bleibt die Position der Nadel unverändert, handelt es sich um den Nordpol des Magneten (denn bei der schwarzen Nadelspitze handelt es sich um einen Südpol). Dreht sich jedoch die Nadel um, handelt es sich bei dem Magnetende um den Südpol.

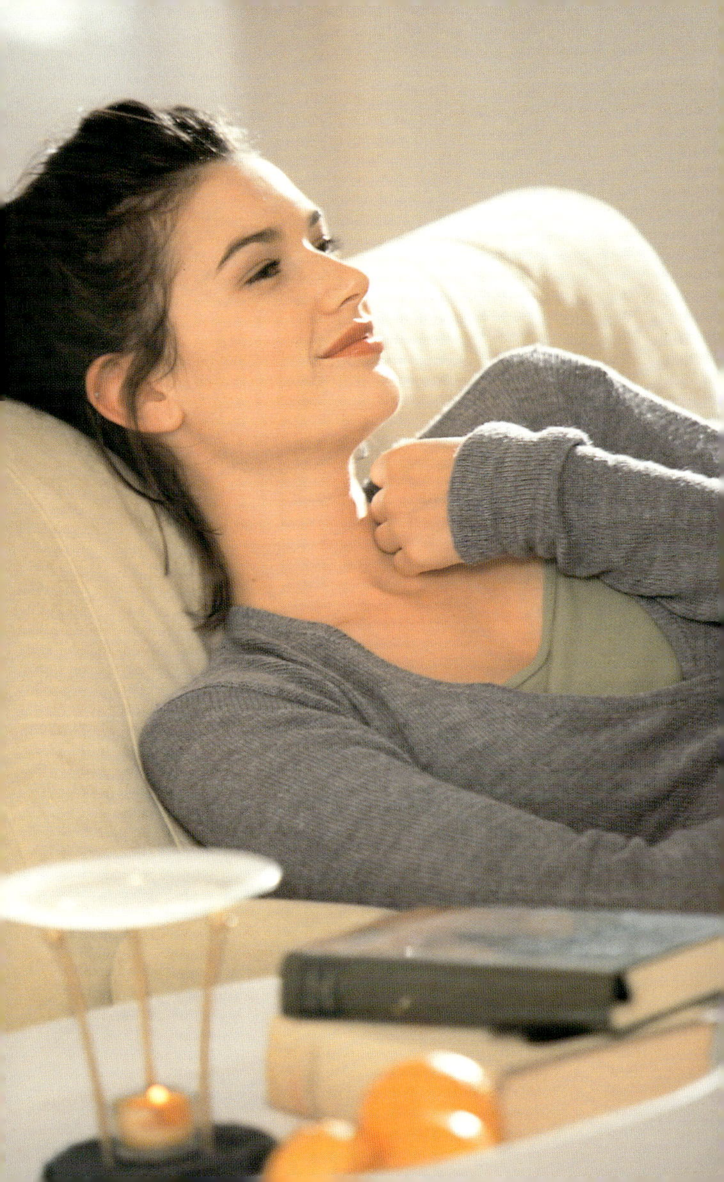

# Beschwerden lindern von A bis Z

Die Anwendung der traditionsreichen Magnettherapie hat sich bislang vor allem bei der Behandlung von Krankheiten bewährt, die mit Entzündungen und Durchblutungsstörungen einhergehen. Die besten Erfahrungen wurden dabei mit den wechselpolaren Magnetfolien gemacht. Hier sind die Plus- und Minuspole in wechselnden Kreisen aneinander gereiht. Diese Anordnung hat die größte Wirkung auf die Blutgefäße und das Fließverhalten des Bluts – größer als das Anbringen der reinen Süd- und Nordpolseiten der Magnete.

Die Anwendung der Magnete ist heute wesentlich leichter als früher, als noch mit großen, teilweise kiloschweren Metallklötzen gearbeitet wurde. Die modernen Pflaster und Folien wiegen nur noch wenige Gramm, sie lassen sich problemlos auf der Haut befestigen und unter der Kleidung verstecken.

# Arthritis

## Symptome

Arthritis kann sich u.a. durch Gelenkschmerzen (meist mit Schwellungen), Morgensteifigkeit und Rheumaknoten an den Gelenken, Knochenvorsprüngen und Sehnen bemerkbar machen.

## Ursachen

Arthritis gehört zu den Autoimmunkrankheiten, bei denen sich der Körper buchstäblich gegen sich selbst wendet. Das Immunsystem verliert die Orientierung und richtet sich nicht nur gegen die Parasiten im Gelenk, sondern auch gegen die körpereigenen, gesunden Zellen der Gelenkinnenhaut. Dort führen sie zu Entzündungen und Wucherungen. Als Ursachen werden Infektionen, aber auch psychische Einflüsse vermutet. Viele Arthritiker gehen davon aus, dass Nahrungsmittel wie Fleisch, Wurst, Alkohol, Süßigkeiten und Weißmehlprodukte die Beschwerden verstärken. Dies ist jedoch wissenschaftlich nicht bewiesen. Es ist vielmehr so, dass das Immunsystem am häufigsten durch Milch- und Getreideprodukte irritiert wird.

Eine große Rolle spielt bei Arthritispatienten die Psyche. Sie haben meist Probleme, mit ihren Aggressionen umzugehen und verdrängen ihre Gefühle. Sie lenken ihre zerstörerischen Energien auf sich selbst – genauso, wie die Immunabwehr sich gegen die Gelenkzellen ihres eigenen Körpers richtet. Gegenüber ihren Mitmenschen sind Arthritispatienten oft schüchtern, aufopfernd und mitfühlend. Interessant ist in diesem Zusammenhang, dass Frauen dreimal so häufig unter rheumatoider Arthritis leiden wie Männer.

## Mit Magneten heilen

Magnete lindern die Entzündungserscheinungen und fördern die Durchblutung. Sie führen in einigen Fällen bereits nach wenigen Stunden zu einer deutlichen Schmerzlinderung.

Im Gegensatz zu vielen traditionell verwendeten Salben haben Magnete außerdem den Vorteil, dass sie nicht chemisch durch Gewebeschichten dringen müssen, um das betroffene Gelenk zu erreichen. Hautreizungen mit Jucken oder Brennen sind deshalb bei der Magnettherapie überaus selten anzutreffen.

### Begleitende Maßnahmen

**Werden Sie egoistischer!** Arthritiker leiden oft unter dem Samaritersyndrom. Sie denken nur an andere und sind übermäßig hilfsbereit. Versuchen Sie, diese Einstellungen zugunsten einer positiven, egoistischeren Haltung abzubauen. Hängen Sie Fotos in Ihrer Wohnung auf, die nur Sie zeigen. Seien Sie mutiger, oder besuchen Sie einen Rhetorikkurs, um sich in Disputen besser behaupten zu können.

**Basische Salze** Basische Mischungen aus Natriumkarbonat, Kaliumkarbonat, Kalziumzitrat und anderen Salzen können die Therapie sinnvoll unterstützen, da Übersäuerung und die Entstehung von Arthritis in der Regel Hand in Hand gehen. Die basischen Salzprodukte erhält man in Apotheken, Drogerien und Reformhäusern. Die genaue Anwendung entnehmen Sie den Packungsaufschriften oder den Packungsbeilagen.

### Die Anwendung

Die Magnete sollten die ganze Nacht sowie für mindestens vier Stunden am Tag um die betroffenen Gelenke getragen werden. Die Anwendung kann auf zweierlei Weise erfolgen:

- Die Magnete können in mehreren konzentrischen Folien rund um das betroffene Gelenk angebracht werden. Der Nachteil dieser Methode besteht darin, dass man je nach Gelenk mit recht vielen Magnetfolien und auch dementsprechend viel Klebematerial arbeiten muss. Durch die Bewegungen im Gelenk kann es außerdem immer wieder passieren, dass sich die eine oder andere Folie löst.
- Im Handel erhält man mittlerweile Magnetmanschetten für die unterschiedlichen Gelenke. Am Anfang fühlt man sich durch sie etwas in der Bewegungsfreiheit eingeschränkt, doch dieses Gefühl legt sich in der Regel bereits nach wenigen Stunden.

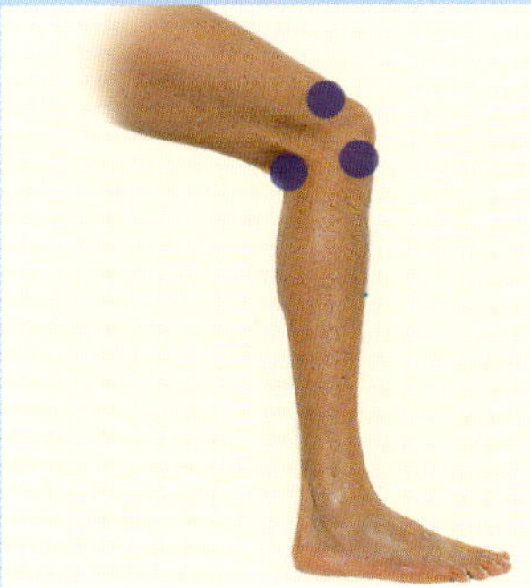

# Arthrose

## Symptome

Die Erkrankung befällt vornehmlich die Knie- und Hüftgelenke und macht sich zunächst durch Spannungsgefühle und Knirschen bei der Bewegung bemerkbar. Im späteren Verlauf kommen Schmerzen und Schwellungen hinzu, die sich im so genannten aktivierten Arthroseschub bis zur Unerträglichkeit steigern können. Der Patient hat Schwierigkeiten beim Laufen, Treppensteigen und beim Heben von Lasten. Im Spätstadium der Arthrose kommt es zu Verformungen im Gelenk mit starken Bewegungseinschränkungen. Die daraus resultierenden Fehlbelastungen versucht der Patient mit einer Kippung und Verdrehung in der Wirbelsäule auszugleichen. Hierdurch kommt es schließlich auch zu schmerzhaften Rückenverspannungen.

## Ursachen

Bezüglich ihrer Entstehungsart werden zwei Formen der Arthrose unterschieden.
Die primäre Arthrose ist Resultat des Alterns oder einer Überbeanspruchung der Gelenke.

Die sekundäre Arthrose entsteht infolge von angeborenen Gelenkveränderungen, Erkrankungen (z.B. rheumatische Erkrankungen und Diabetes mellitus) oder Unfällen.

## Mit Magneten heilen

Magnete verbessern die Durchblutung in den betroffenen Gelenken; Entzündungen und Schmerzen werden gelindert. Besonders groß sind die Chancen bei Gelenkarthrose, die mit starken Schmerzen, aber mit relativ geringer Schwellung einhergeht. Der Patient sollte sich allerdings immer vor Augen halten, dass Magnetkräfte nicht die physiologischen Veränderungen (vor allem den Knorpelverschleiß) aufheben können, die infolge der Erkrankung aufgetreten sind.

## Begleitende Maßnahmen

**Unterstützende Ernährungsumstellung** Arthrosepatienten haben einen erhöhten Bedarf an Kalzium und den Vitaminen C, E, B1, B6 und B12. Stellen Sie daher Ihren Speiseplan auf Obst, Käse und Vollkornprodukte um. Essen Sie weniger Rind- und Schweinefleisch, stattdessen mehr Fisch (aber keinen Aal!)

und Geflügel. Außerdem sollten Sie sich regelmäßig Bierhefepulver (für die Vitamin-B-Versorgung) über Ihr Mittagessen streuen.

**Teufelskrallenwurzel (Harpagophytum procumbens)** Die traditionsreiche Heilpflanze besitzt schmerz- und entzündungshemmende Eigenschaften und ist darüber hinaus praktisch nebenwirkungsfrei. Dies ist durch mehrere wissenschaftliche Studien mittlerweile belegt. Teufelskrallenwurzel ist als Präparat in der Apotheke erhältlich. Die Dosierung richtet sich nach den jeweiligen Packungsbeilagen.

**Brennnesselblätter (Urticae herba)** Die Wirkstoffe der Brennnesselblätter greifen in den Schmerzstoffwechsel ein und hemmen die Ausschüttung von Substanzen, die unsere Schmerzfühler sensibilisieren.

Die Anwendung erfolgt am besten über Extrakte und Säfte aus dem Reformhaus und aus der Apotheke. Die Dosierung richtet sich nach den jeweiligen Packungsbeilagen.

Wichtig: Der Einsatz von Teufelskrallenwurzel und Brennnesselblättern gemeinsam ist überflüssig. Entscheiden Sie sich für eine der beiden Heilpflanzen.

## Die Anwendung

Die Magnete sollten die ganze Nacht sowie für mindestens vier Stunden am Tag um die betroffenen Gelenke getragen werden. Die Anwendung kann auf zweierlei Weise erfolgen:

- Die Magnete können in mehreren konzentrischen Folien rund um das betroffene Gelenk angebracht werden. Der Nachteil dieser Methode besteht darin, dass man je nach Gelenk mit recht vielen Magnetfolien und auch dementsprechend viel Klebematerial arbeiten muss. Durch die Bewegungen im Gelenk kann es außerdem immer wieder passieren, dass sich die eine oder andere Folie löst.
- Im Handel erhält man Magnetmanschetten für die unterschiedlichen Gelenke. Sie empfehlen sich vor allem bei den großen Gelenken in Hüfte und Knie. Am Anfang fühlt man sich durch sie etwas in der Bewegungsfreiheit eingeschränkt, doch dieses Gefühl legt sich in der Regel bereits nach wenigen Stunden.

# Asthma bronchiale

## Symptome

Typisch für einen Asthmaanfall sind die »giemende« Atmung (stoßartige Atemzüge, das entspannte Ausatmen bleibt aus), ein Enge- und Druckgefühl in der Brust und ein krampfartiger Husten. Er ist oft von starken Ängsten begleitet. Die Symptome können sich nach wenigen Minuten schon wieder gelegt haben, halten aber oft auch mehrere Stunden oder Tage an.

## Ursachen

Bei Patienten bis zu 40 Jahren wird das Asthma zu 90 Prozent aller Fälle durch eine Allergie verursacht. Bei Patienten über 40 entsteht es oft in Begleitung von Emphysemen und anderen Lungenkrankheiten.
Asthma bronchiale gehört – ebenso wie einige Arten von Allergien – außerdem zu den psychosomatischen Krankheiten; asthmatische Anfälle treten unter Stress und seelischer Belastung besonders häufig auf. In der Psychosomatik wird der Asthmaanfall oft als ein unterdrücktes Weinen bezeichnet.

Während des Schlafs sorgt das Nervensystem für eine Engstellung der Bronchien, weil zu dieser Zeit nur wenig Luft benötigt wird. Diese Engstellung hält auch noch eine gewisse Zeit nach dem Aufwachen an, obwohl eigentlich schon wieder mehr Luft benötigt wird. Aus diesem Grund geschehen Asthmaanfälle meistens in den frühen Morgenstunden. Die Magnete sollten daher besonders zur Nacht aufgelegt werden.

## Mit Magneten heilen

Über ihren Einfluss auf die Durchblutung entspannen Magnete die Atemwegsmuskeln. Magnetkräfte sorgen außerdem über ihre Wirkung auf die Ionenladung von Blütenpollen und Staubpartikeln dafür, dass weniger Allergene in die Atemwege gelangen.

## Begleitende Maßnahmen

**Die richtige Sitzposition** Bei einem plötzlich auftretenden Anfall möglichst gerade auf einen Stuhl setzen, der Bauch sollte locker nach vorne durchgewölbt werden, um dem Zwerchfell – einem der wichtigsten Atemmuskeln – die Arbeit zu erleichtern.

**Kaffee** Wenn das Inhalationsspray nicht gleich zur Hand ist, wenn ein Anfall kommt, kann ersatzweise zu Kaffee gegriffen werden. Koffein wirkt der Verkrampfung der Atemwegsmuskeln entgegen. Die Mindestdosis beträgt 2 Tassen.

**Lernen Sie weinen** Egal ob Frust, Trauer oder Wut – alles, was den Druck in den Tränensäcken erhöht, sollte nicht verdrängt, sondern herausgelassen werden. Suchen Sie sich einen Platz, an den Sie sich zurückziehen und an dem Sie ungestört Ihren Gefühlen nachgeben können.

**Vorsicht bei Kälte** Akute Kältereize führen zur spontanen Engstellung der Bronchien. Ziehen Sie sich im Winter einen Schal über Mund und Nase.

**Nasenatmung** Bei der Atmung durch die Nase wird die Luft vor dem Eintritt in die Bronchien gereinigt und erwärmt.

**Richtige Stressatmung** Legen Sie, wenn Sie unter Stress stehen, die Hand auf Ihren Bauch, und spüren Sie, wie das Zwerchfell die Bauchdecke auf- und abbewegt. Solche Übungen sind unauffällig, man kann sie auch in der Öffentlichkeit durchführen.

## Die Anwendung

Befestigen Sie ein bis zwei rechteckige konzentrische Magnetfolien (Größe 50 mal 120 oder 90 mal 150 Millimeter) in Längsrichtung zur Luftröhre. Die oberste Folie kommt auf die Kuhle zwischen den beiden Schlüsselbeinenden, die nächste Folie folgt darunter über dem Brustbein. Die Folien sollten während der gesamten Nacht und am besten auch während des gesamten Tages getragen werden.

Allergiker sollten in der Nacht zusätzlich eine runde konzentrische Magnetfolie auf der Nasenwurzel zwischen den Augenbrauen befestigen (ausnahmsweise mit dem aktiven Magnetfeld nach oben!), um die Pollen- und Staubbelastung für die Atemwege zu verringern.

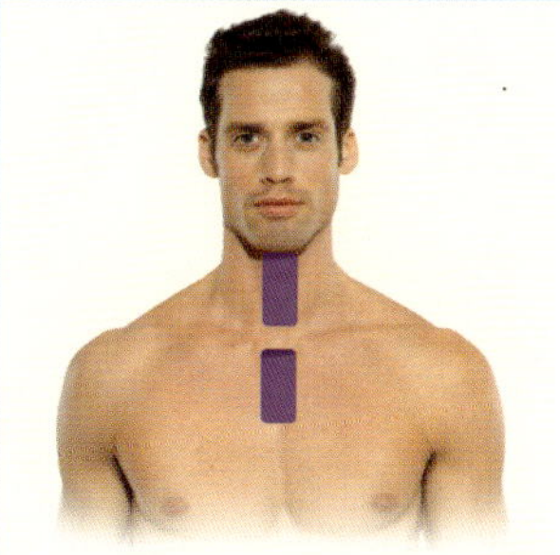

# Blasen-entzündung

## Symptome

Die Blasenentzündung kommt in der Regel plötzlich und zeigt sich durch zunehmenden Harndrang, obwohl nur kleine Harnmengen abgegeben werden, Schmerzen beim Harnlassen und eine trübe, manchmal auch blutige Verfärbung des Urins. Typisch ist der starke krampfartige Schmerz nach dem Ablassen des Urins.

## Ursachen

Da die weibliche Harnröhre sehr viel kürzer ist als die männliche und entzündungsauslösende Keime somit auch schneller in die Blase gelangen können, erkranken etwa 50-mal mehr Frauen als Männer an den unangenehmen Blasenentzündungen. Bei einem Drittel der erkrankten Frauen besteht außerdem von Geburt aus eine stark ausgeprägte Neigung der Haut- und Schleimhautzellen, Bakterien festzuhalten. Dies bedeutet konkret, dass die Keime mit dem Urin nicht einfach fortgespült werden, sondern sie erhalten die Chance, sich sozusagen in den Harnwegen zu verstecken.

Eine Blasenentzündung kann auch durch Geschlechtsverkehr übertragen werden. Dabei liegen die Ursachen für den Harnwegsinfekt meist beim Partner. Empfängnisverhütende Spiralen und Kondome können hier einen wirksamen Schutz aufbauen, andere Verhütungsmittel wie das Diaphragma verändern jedoch das Scheidenmilieu und können dadurch sogar das Risiko einer Harnwegsinfektion erhöhen. Auslösender Keim der Blasenentzündung ist in 80 Prozent aller Fälle die Bakterie Escherichia coli. Sie zählt eigentlich zu unseren Nutzkeimen. Normalerweise ist sie im menschlichen Darm zu Hause, wo sie uns beim Verdauen hilft. Gelangt der Colikeim aber von dort aus in die Harnröhre, so kann er zu einem echten Problem werden.

## Mit Magneten heilen

Magnete wirken durchblutungsfördernd und hemmen außerdem das Wachstum der Bakterien in den Harnwegen.

## Begleitende Maßnahmen

**Teebaumöl** Das Öl konnte in mehreren Studien seine antibiotischen Kräfte unter Beweis stellen. Setzen Sie Ihrem Badewasser etwa 10 Tropfen des Öls zu, es dringt von selbst in die tieferen Gewebeschichten ein.

**Pflanzliche Heilmittel** Zu den phytotherapeutischen Mitteln der ersten Wahl zählen Zubereitungen aus Bärentrauben- und Goldrutenblättern. Die Wirkstoffe der Bärentraube hemmen das Wachstum der Bakterien, die der Goldrute wirken keim- und entzündungshemmend und sorgen als Harntreiber außerdem für eine zusätzliche Spülung der Harnwege. Die Anwendung erfolgt am besten über Präparate aus der Apotheke.

**Nehmen Sie ausreichend Flüssigkeit zu sich** Sie sollten mindestens 2 Liter pro Tag trinken, im Sommer kann es auch erheblich mehr werden. Trinken Sie auch dann, wenn Sie kein Durstgefühl verspüren.

**Die richtige Vorbeugung**

- Setzen Sie sich nicht auf kalte Bänke oder Stühle.
- Achten Sie auf trockene Kleidung. Wechseln Sie nach dem Schwimmen die Badekleidung.
- Gehen Sie nach dem Geschlechtsverkehr auf die Toilette, um möglicherweise eingedrungene Keime auszuspülen.
- Frauen sollten nach dem Stuhlgang immer in Richtung After abwischen, damit die Keime nicht zum Blaseneingang transportiert werden.
- Härten Sie Ihren Körper mit Wechselduschen, Trockenbürsten und viel Bewegung an der frischen Luft ab.

## Die Anwendung

Die Anwendung erfolgt über wechselpolare, rechteckige Magnetfolien (die Größe beträgt etwa 90 mal 150 Millimeter), die im spitzen Winkel zueinander zwischen Bauchnabel und Schambein aufgebracht werden.
Ergänzend dazu kann Wasser getrunken werden (etwa einen halben Liter pro Tag), das per Nord-, d. h. Pluspolmagnet magnetisiert wurde.

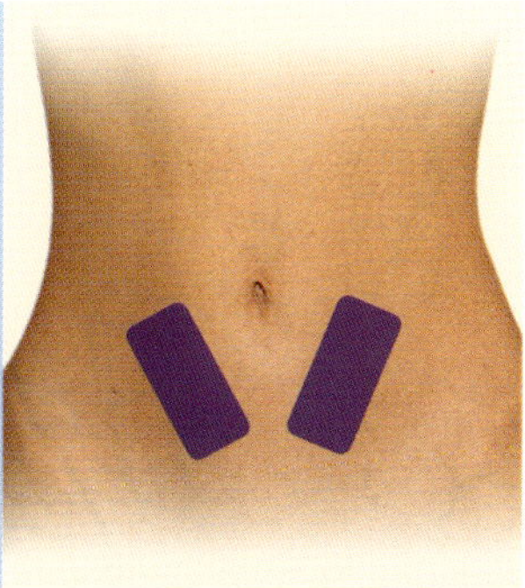

# Fibromyalgie

## Symptome

Wissenschaftler schätzen, dass etwa drei Prozent der Bundesbürger an Fibromyalgie leiden. Die betroffenen Patienten beschreiben ihre Beschwerden oft mit Sätzen wie »Mir tut alles weh«; in bayerischen Kliniken sprach man deshalb früher auch scherzhaft vom Ois-ziagt-Syndrom, vom Alles-zieht-Syndrom. Damit wurde zum Ausdruck gebracht, dass man die Beschwerden eher mit einer wehleidigen bis hypochondrischen Einstellung als mit einer ernst zu nehmenden Erkran-kung in Verbindung brachte.
Tatsache ist jedoch, dass die Fibromyalgie zu den rheumatischen Erkrankungen gehört und ihre Schmerzen durchaus real sind. Sie treten nur in der Muskulatur auf und können daher – im Unterschied zu den Gelenkerkrankungen – weitflächig verteilt sein und komplette Körperteile treffen. Dies kann schließlich zu einer starken Beeinträchtigung der Beweglichkeit führen. Einige Körperstellen, die so genannten Tenderpunkte, reagieren überdurchschnittlich sensibel auf Fingerdruck. Sie sind typisch für die Fibromyalgie und können dem Arzt dazu dienen, die Diagnose abzusichern.

## Ursachen

Die Ursachen der Fibromyalgie sind bis jetzt noch unklar. Einige Wissenschaftler vermuten hinter den Schmerzen mikroskopische Schäden in der Muskulatur, andere vermuten die Ursachen in einer Störung der Botenstoffe im zentralen Nervensystem.
Auch die Psyche spielt bei der Krankheitsentstehung eine Rolle. Doch die oft geäußerte These, nach der alle Fibromyalgiepatienten depressiv sind, ist nicht haltbar. Depression und Fibromyalgie sind zwei unterschiedliche Krankheitsbilder, die sich nur äußerlich ähneln. Bei der Depression fehlen die Tenderpunkte, wie sie für die Fibromyalgie typisch sind. Allerdings können die enormen Belastungen durch die rheumatische Erkrankung durchaus in ein psychisches Tief münden.

## Mit Magneten heilen

Klinische Studien zur Wirksamkeit von Magneten bei der Behandlung der Fibromyalgie exis-

tieren bislang noch nicht. Es gibt jedoch zahlreiche Berichte von betroffenen Patienten, die durch Magnete Erleichterung bekommen haben. Darüber hinaus sprechen Fibromyalgiepatienten traditionell gut auf Akupunktur an, und deren Effekte werden laut einer japanischen Studie bei Muskelschmerzen durch die Magnetbehandlung oftmals noch übertroffen.
Fazit: Die Magnettherapie ist für den Fibromyalgiekranken in jedem Fall einen Versuch wert, allein aufgrund ihrer absoluten Risikolosigkeit. Falls bereits eine medikamentöse Therapie vorgenommen wird, braucht diese wegen der Magnete auch nicht unterbrochen zu werden.

### Die Anwendung

Befestigen Sie wechselpolare Magnetfolien auf Ihren Tenderpunkten, also auf jenen Stellen, wo der Schmerz besonders stark ist. Verwenden Sie möglichst große Folien, um die betreffenden Zonen großflächig abzudecken.
Tragen Sie die Folien auf jeden Fall nachts, möglichst aber auch ein paar Stunden am Tag.

## Begleitende Maßnahmen

**Muskelentspannung** Bei Fibromyalgie haben sich Entspannungstechniken oft als hilfreich erwiesen. Besonders bewährt haben sich autogenes Training und Biofeedback sowie die Muskelrelaxation nach Jacobson. Nachteil des Biofeedbacks ist, dass man einen erheblichen technischen Aufwand benötigt. Das autogene Training wiederum sorgt zwar für eine tiefe Entspannung, doch bis dahin muss konsequent und lange trainiert werden. Leichter zu erlernen ist sicherlich das Programm nach Jacobson, außerdem besitzt es einen eindeutigeren Bezug zur Muskelarbeit als die beiden anderen Entspannungstechniken. Dieser Effekt ist gerade für den Fibromyalgiepatienten mit seinen Muskelschmerzen von Bedeutung.
Zum Vertiefen des Entspannungsgrades kann man später immer noch auf andere Entspannungstechniken umsteigen. Kurse zum Jacobsontraining werden mittlerweile preiswert und leicht zugänglich an fast allen Volkshochschulen angeboten. Dort laufen sie oft auch unter dem Terminus »Tiefenentspannungstraining«.

# Finger- und Armschmerzen

## Symptome

Die Symptome sind taube Finger, Nadelstiche in der Haut, schmerzende Unterarmsehnen und Handgelenke, die in manchen Fällen sogar alltägliche Handlungen wie das Zähneputzen zur Tortur werden lassen. Im Fachjargon werden die Beschwerden unter RSI zusammengefasst (Repetitive Strain Injury, Verletzung durch wiederholte Belastungen). Deutsche Wissenschaftler haben RSI lange Zeit ignoriert, obwohl die Krankheit bereits in den 1980er Jahren in Australien und den USA ausgiebig diskutiert wurde. In Australien sind etwa 22 Prozent der Bildschirmarbeiter betroffen, in den USA ist RSI mit 48 Prozent der häufigste Grund für die Anzeige einer am Arbeitsplatz entstandenen Gesundheitsstörung.

## Ursachen

20 bis 25 Prozent aller Computerarbeitskräfte leiden an RSI. Besonders betroffen sind jene, die schnell schreiben müssen (über 300 Anschläge pro Minute). Neben der Schnelligkeit des Schreibens ist auch die Tastenbelegung an den Keyboards schuld am RSI-Syndrom. Dort findet man immer noch die QWERT-Belegung der alten Remington-Schreibmaschine, bei der Mittel- und Zeigefinger überdurchschnittlich belastet werden. Mittlerweile gibt es Tastaturen mit anderen Belegungen im Handel, bei der die Computerarbeitskräfte allerdings ihr 10-Finger-System umstellen müssen. Nicht zu vergessen ist schließlich die Tatsache, dass Berufskrankheiten oftmals Menschen treffen, die an ihrem Beruf keinen Spaß haben und sich deshalb verkrampfen oder Krankheiten als willkommene Gelegenheit sehen, eine Pause einzulegen. Beim RSI-Syndrom ist genau das Gegenteil der Fall. Laut Untersuchungen der Technischen Hochschule in Darmstadt trifft es ausgerechnet die hoch motivierten Leistungsträger in den Betrieben.

## Mit Magneten heilen

Gerade bei entzündlichen Prozessen an Sehnen und Muskeln besitzen Magnete große Heilungschancen. Sie fördern die Durchblutung und erzeugen eine angenehm lockernde Wärme.

Mitunter stellen sich die Heilerfolge von Magnetbehandlungen schon recht früh ein. Im Fall von chronischen Sehnenentzündungen in der Hand muss man sich jedoch in Geduld üben. Die ersten Fortschritte werden hier meist erst nach zwei bis drei Wochen erzielt.

## Begleitende Maßnahmen

**Tragen Sie elastische Handschuhe** Dehnbare Handschuhe wirken bei geschädigten Finger- und Armsehnen wie ein elastischer Druckverband, der die Durchblutung fördert, eine angenehme Wärme erzeugt und Schwellungen verhindert.

**Eine neue Tastatur** Wer sich aus alter Gewohnheit gegen ein Keyboard mit neuer Tastenbelegung sträubt, kann mittlerweile auch auf Tastaturen zurückgreifen, bei denen die Tastenblöcke in zwei Tastengruppen unterteilt sind. Dadurch verändert sich der Winkel in den Handgelenken, und die Belastung der Unterarmsehnen wird reduziert.

**Pausen entspannen die verkrampfte Muskulatur** Legen Sie an Ihrem Computerterminal öfter mal kleine Arbeitsunterbrechungen ein. Machen Sie jede Stunde eine Pause von drei bis fünf Minuten, in denen Sie Ihre Finger etwas dehnen.

### Die Anwendung

Einige Hersteller führen mittlerweile spezialangefertigte Magnethandschuhe im Sortiment. Sie haben den Vorteil, die magnetischen Kräfte gut über die gesamte Hand zu verteilen.
Ansonsten kann die Anwendung auch über die normalen Magnetfolien erfolgen. Deren Befestigung auf Rücken und Innenfläche der Hand ist in der Regel kein Problem, das Anbringen an den Fingern erfordert jedoch viel Geschick. Auch gelangen ihre Magnetkräfte nicht in sämtliche Bereiche der entzündeten Hand, problematische Zonen wie etwa an den Fingerbeugen werden nicht erreicht.
Tragen Sie Magnethandschuhe oder Magnetfolien so lange wie möglich, auf jeden Fall die ganze Nacht über. Während der Computerarbeit können sie nicht getragen werden, da hierdurch die Beweglichkeit der Finger doch deutlich eingeschränkt wird.

# Frostbeulen

## Symptome

Frostbeulen zeigen sich als meist rötliche oder bläuliche Hautverfärbungen, die schließlich teigig anschwellen und zu einem schmerzhaften Knoten auswachsen können.
Die Mangeldurchblutung in den Frostbeulen führt zunächst dazu, dass dort kein Schmerz mehr empfunden wird. Sie können sich also entwickeln, ohne dass wir es bemerken.
Frostbeulen sind die Vorstufe einer Erfrierung, die ernsthafte Folgen wie Operationen und komplette Finger- oder Zehenverluste haben kann. Die Erfrierung zeigt sich daran, dass die Haut kalt, hart, weiß und gefühlsunempfindlich ist. Bei Erwärmung verfärbt sie sich tiefblau oder purpurrot. Mit Erfrierungen müssen Sie unbedingt einen Arzt aufsuchen!

## Ursachen

Die Frostbeulen tragen eigentlich einen falschen Namen. Am häufigsten entstehen sie bei nasskaltem Wetter mit Temperaturen von 1 bis 4 °C. Besonders gefährdet sind Frauen; etwa jede dritte Frau zieht sich im Winter Frostbeulen zu, weil sie sich nicht witterungsgerecht kleidet.

## Mit Magneten heilen

Frostbeulen sind ein Schutzmechanismus unseres Körpers. Wenn es kalt wird, drosselt er an besonders exponierten Stellen (Fuß, Hände, Nase) die Durchblutung, um die Körpertemperatur halten zu können. Längerfristige Blutdrosselungen führen zu Sauerstoffmangel im Gewebe, zu Frostbeulen und im schlimmsten Fall zu akuten Erfrierungen mit kompletten Gewebeuntergängen. Magnete verbessern die Durchblutung und dadurch die Sauerstoffversorgung im betroffenen Hautgewebe.

## Begleitende Maßnahmen

**Homöopathie** Auch das homöopathische Mittel Abrotanum Pentarkan hilft. Die Dosierung beträgt 3-mal täglich 15 Tropfen.
**Teebaumöl** Das Öl des australischen Teebaums wirkt desinfizierend und verbessert die Hautdurchblutung. Bereiten Sie sich Ihre eigene Ölmischung nach dem folgenden Rezept. 2 Teelöffel Olivenöl mit 4 Tropfen Teebaumöl mischen und diese

## Die Anwendung

Die Anwendung sollte nur durch wechselpolare Magnetfolien erfolgen, insofern diese die größte Hautwärme und damit den besten Durchblutungseffekt erzeugen. Die nach wie vor erhältlichen nordpolaren Magnetpflaster haben keinen Sinn, sie sorgen sogar noch für eine unerwünschte Drosselung der Blutzufuhr.
Kleben Sie die Magnetfolien für mehrere Stunden täglich und über die ganze Nacht auf die betroffenen Hautstellen. Wichtig: Falls sich nach 24 Stunden keine deutlichen Besserungen zeigen, müssen Sie den Arzt aufsuchen. Dann handelt es sich möglicherweise um eine Erfrierung, bei der bereits größere Gewebeanteile abgestorben sind.
Wer immer wieder unter kalten Extremitäten leidet, sollte sich Magnetfolien zur Vorbeugung aufkleben. Aber Vorsicht: Natürlich ersetzt auch Magnetkraft keine warme Bekleidung.

Mischung auf die erkrankten Stellen tupfen. Teebaumöl eignet sich auch zur Behandlung von eitrigen Frostbeulen sowie zur Vorbeugung.

### Die richtige Vorbeugung – so schützen Sie sich vor Frostbeulen

- Behindern Sie nicht die Blutzirkulation an den gefährdeten Hautstellen. Achten Sie auf weites und wärmendes Schuhwerk, auch die Socken sollten nicht den Fuß abschnüren. Keine hochhackigen Schuhe oder dünne, flache Slipper. Auch die Hände sollten gut geschützt werden.
- Wer schon häufiger Frostbeulen oder sogar schon Erfrierungen hatte, sollte die Haut mit Magneten schützen. Für die Füße und Hände gibt es mittlerweile auch magnetische Handschuhe, Manschetten und Einlegesohlen. Diese sind in der Anwendung weitaus unproblematischer als die üblichen Folien oder Pflaster.
- Die Luft ist umso kälter, je windiger es ist. Eine Außentemperatur von 0 °C beispielsweise wirkt bei Windstärke 5 bereits 5 °C kühler; bei einer Windstärke von 10 Meter pro Sekunde wirkt sie sogar wie –15 °C. Meiden Sie daher im Winter böige und zugige Plätze, oder schützen Sie sich mit einer speziellen Wind abweisenden Kleidung.

# Gallenblasenentzündung

### Symptome

Die Gallenblasenentzündung zeigt sich im akuten Stadium durch Fieber, Schüttelfrost, vorübergehende Gelbsucht, Erbrechen und Schmerzen im rechten Oberbauch. Die chronische Verlaufsform der Erkrankung verursacht in der Regel keine Beschwerden, kann aber im Endstadium zur Schrumpfgallenblase führen. Im Laborbefund zeigt sie sich durch eine erhöhte Konzentration der weißen Blutkörperchen und einer Erhöhung der Blutsenkungsgeschwindigkeit.

### Ursachen

Zu den klassischen Auslösern der Gallenblasenentzündung zählen vor allem Gallensteine, deren Entstehung wiederum durch Stress und eine falsche Ernährung (zu viele tierische Fette) gefördert wird. Die Steine können zu einem Abknicken des Verbindungsstrangs (Ductus cysticus) führen, an dem die Gallenblase befestigt ist. Durch dieses Hindernis dickt sich die Gallenflüssigkeit ein, und der Inhalt der Gallenblase staut sich auf. Infolge dieses Staus wird die Gallenblase überdehnt, und die Schleimhaut an ihren Innenwänden entzündet sich. Mitunter kommen auch noch bakterielle Infektionen hinzu.

### Mit Magneten heilen

Magnete verbessern den Gallenfluss, entkrampfen die Gallenwege und fördern die Durchblutung der Gallenblase. Nicht zu vergessen schließlich sind die leicht antibiotischen Wirkungen, die das Entstehen von Infekten in den Gallenwegen verhindern können.

Gerade bei chronischen Gallenblasenentzündungen sind Magnete hilfreich. Die erkrankte Gallenblase wird selbst in leichteren Fällen oft von Ärzten herausoperiert, oft mit der Begründung, dass dieses Organ ohnehin keine sonderlichen Funktionen erfülle. Tatsache ist jedoch, dass die Gallenblase weit mehr als nur ein Zwischenbehälter für die Gallenflüssigkeit aus der Leber ist. In ihr wird die Gallenflüssigkeit präzise konzentriert und dosiert, um für einen reibungslosen Verlauf der Fettverdauung zu sorgen. Sie ist also durchaus ein wertvolles Organ.

### Die Anwendung

Am besten befestigen Sie rechteckige, wechselpolare Magnetfolien in einer Größe von 50 mal 120 Millimeter oder 90 mal 150 Millimeter auf der schmerzenden Stelle. Das Anbringen einer solchen Folie bildet auch eine wirksame erste Hilfe bei der berüchtigten Gallenkolik. Nichtsdestoweniger muss in diesem akuten Stadium unbedingt der Arzt hinzugezogen werden.
Ihre großen Stärken zeigt die Magnettherapie sicherlich bei der chronischen Gallenblasenentzündung. Im Unterschied zu den üblichen medikamentösen Behandlungsformen dieser Krankheit ist sie absolut risikoarm (Magnetkräfte führen zu keiner chemischen Belastung des Körpers). Außerdem entstehen – langfristig gesehen – erheblich geringere Kosten.

### Begleitende Maßnahmen

**Kurkuma** Zu den wichtigsten Wirkstoffen des Kurkumawurzelstocks gehören die gelben Farbstoffe Kurkumin, Mono- und Bisdesmethoxykurkumin sowie die ätherischen Öle Tumeron, Borneol und Cineol. Die gelben Farbstoffe sind in jüngerer Zeit von Wissenschaftlern ausführlich untersucht worden. Demzufolge regen sie die Entleerung der Gallenblase an und schützen die in unserem Organismus vorhandenen Fette vor dem Angriff aggressiver Sauerstoffmoleküle.
Auch die ätherischen Öle greifen in die Fettverdauung ein, indem sie die Produktion fettverarbeitender Galle aus den Leberzellen anregt. Darüber hinaus schützen sie die Arterien vor schädlichen Fettablagerungen.
Die Anwendung erfolgt entweder über Präparate aus der Apotheke (Choldestal Krugmann Kapseln und Lösung, Bilagit Mono Kapseln) oder aber in Kombination mit Schöllkraut und Pfefferminze über einen Gallenblasentee nach dem folgenden Rezept.
Je 20 Gramm Pfefferminzblätter, Schöllkraut und Kurkumapulver gut miteinander vermischen.
2 Teelöffel der Mischung mit 1 Tasse heißem Wasser übergießen, 10 Minuten ziehen lassen, anschließend abseihen. Die Dosierung beträgt 3 Tassen pro Tag, jeweils zu den Mahlzeiten getrunken. Anstelle des Schöllkrauts können Sie auch Kamille verwenden.

# Hexenschuss

## Symptome

Der Schmerz »schießt« regelrecht ins Kreuz, die Lendenwirbelsäule blockiert, die Hautpartie des unteren Rückens fühlt sich kalt an. Der Betroffene ist nicht mehr in der Lage, sich z. B. aus seiner gebückten Position zu erheben. Sein Körper nimmt eine vornübergebeugte Schonhaltung ein. Beim Hexenschuss beschränken sich die Beschwerden auf den unteren Bereich der Lendenwirbelsäule. Sie strahlen – im Unterschied zum Ischiasleiden – nicht in die Beine aus.

## Ursachen

Fast alle Schädigungen der Wirbelsäule können zu einem Hexenschuss führen. Typisch ist die schockartige Verspannung der tiefen Rückenmuskeln. Dieser Reflex schützt einerseits die Wirbelsäule vor weiteren Schäden, andererseits verringert er jedoch die Durchblutung und führt zu starken Schmerzen.
Zu den klassischen biologischen Ursachen zählen:

- Kälte im Rückenbereich, etwa durch offene Fenster und Türen oder durchgeschwitzte Kleidung
- Langes Sitzen, da auch hierdurch die Durchblutung verschlechtert wird
- Heben von Lasten mit vornübergebeugtem Rücken oder spontane Drehungen der Wirbelsäule

## Erste Hilfe

**Gehen Sie in die Psoashaltung**

Legen Sie sich auf den Rücken, die Beine werden im 90-Grad-Winkel gebeugt und auf einem Stuhl oder einer Bank abgelegt. Versuchen Sie, aus dem Bauch, also unter Einsatz Ihres Zwerchfells, zu atmen. Zusätzlich können Sie sich an der inneren Fußsohlenkante in der Nähe der Ferse massieren lassen; dort sitzen die Akupressurpunkte zur Entspannung der tiefen Rückenmuskeln.

**Vorsicht vor Muskelrelaxanzien**

Ärzte verschreiben oft so genannte Relaxanzien, um die verspannte Muskulatur zu lösen. Doch so schmerzhaft ein Hexenschuss auch ist: Bei dieser Methode wird sicherlich mit Kanonen auf Spatzen geschossen. Die meisten Relaxanzien gehören zu derselben Medikamentengruppe wie das hochwirksame Schlafmittel Valium, mit einer ähnlich langen Liste von Risiken und Nebenwirkungen. Die Magnettherapie ist hier – bei keinesfalls geringerer Wirksamkeit – sicherlich risikoloser.

## Mit Magneten heilen

Die Wirksamkeit von Dauermagneten bei plötzlich »einschießenden« Schmerzen wie dem Hexenschuss ist wissenschaftlich gut dokumentiert. Offenbar greifen Dauermagnete direkt in die Schmerzübertragung ein, außerdem entspannen sie die verkrampfte Muskulatur.

## Begleitende Maßnahmen

### Homöopathische Mittel

- Arnica D6 sollte unmittelbar nach Auftreten des Hexenschusses zur Anwendung kommen. Die Dosierung beträgt am Anfang 2 Tabletten pro Stunde, später 1 bis 2 Tabletten pro Tag.
- Rhus toxicodendron D6 ist besonders dann angezeigt, wenn der Hexenschuss wie ein Dolch zugestoßen hat und es zu einer starken Steife im Lendenwirbelbereich gekommen ist. Die Dosierung beträgt je nach Bedarf 3-mal täglich 1 bis 2 Tabletten.

### Die Anwendung

Am besten helfen großflächige Magnetfolien (Magnetdurchmesser etwa 90 Millimeter, Stärke des Magnetmaterials extra dick, also mindestens 1,5 Millimeter) mit Wechselpolfeldern, da sie die Durchblutung in den verkrampften Muskeln optimal fördern. Sie werden paarig auf den schmerzenden Rückenpartien aufgebracht, die Einzelstücke jeweils links und rechts der Wirbelsäule. Sie sollten tagsüber und nachts getragen werden.

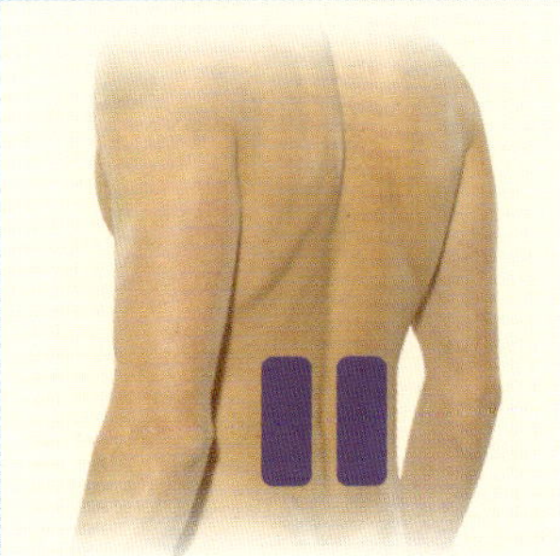

Wer häufiger von der »Hexe« heimgesucht wird, sollte die Anschaffung einer magnetisierten Rückenmanschette (mittlerweile als »Deluxe Lumbar« bei einigen Fachhändlern erhältlich) in Erwägung ziehen. Sie eignet sich auch zur Vorbeugung, allerdings sollte sie in diesem Fall nur tagsüber getragen werden.

# Husten

## Symptome

Reizhusten zeigt sich durch ein Kribbeln im Hals und ist typisch für Empfindlichkeit gegenüber Kaltluft. Er kündigt oft eine nahende Erkältung an.
Das nervöse Hüsteln oder Räuspern ist in der Regel psychosomatisch bedingt.
Ein tief sitzender Husten mit Schleimauswurf zeigt eine ernsthafte Erkrankung der oberen Luftwege an, während ein kratzender und krampfartiger Husten vor allem bei asthmatischen Erkrankungen und Keuchhusten auftreten kann.
Husten kann ein Symptom für zahlreiche Erkrankungen sein. Gehen Sie auf jeden Fall zum Arzt, wenn Sie die folgenden Symptome beobachten können:

- Farbiger, d. h. gelblich grüner oder roter Auswurf
- Starke Schmerzen
- Rasseln und Pfeifen während des Hustens oder wenn der Husten chronisch geworden ist

## Ursachen

Unabhängig von Art, Ursache und Ausmaß des Hustens, geht es bei fast jedem Husten darum, Fremdkörper aus den Atemwegen zu entfernen. Eine Ausnahme bildet das psychosomatische Räuspern.
Der Hustenreflex wird durch zahlreiche Sinneszellen in der Bronchialschleimhaut und den Atemwegen ausgelöst. Bei Reizung dieser Rezeptoren (z. B. durch Gase, Kälte oder Fremdkörper) werden Signale an das Gehirn weitergeleitet, von wo aus schließlich gezielte Befehle an die Muskeln des Oberkörpers (vor allem Rücken- und Bauchmuskeln) geschickt werden.

## Mit Magneten heilen

Erkrankungen der Bronchien reagieren in der Regel gut auf Magnetkräfte. In einer klinischen Studie an Patienten mit chronischer Bronchitis zeigte sich, dass niedrig-frequente Magnetfelder die Muskeln der Bronchien entspannen und dadurch das Atmen erleichtern. Darüber hinaus wird der Schleim gelöst, der Patient kann besser abhusten.

## Begleitende Maßnahmen

**Inhalationen mit Kamille und Thymian** 3 bis 4 Liter Wasser in einem Topf zum Kochen bringen. 2 Esslöffel Kamilleblüten

## Die Anwendung

Die Therapie erfolgt am besten über wechselpolare Magnetfolien, die entlang der Luftröhre von der Kuhle zwischen den Schlüsselbeinen bis zur Mitte des Brustbeins aufgelegt und befestigt werden. Die Anzahl der Folien richtet sich nach der Größe des Patienten. Sie sollten am besten ohne Unterbrechung, Tag und Nacht, getragen werden.
In dieser Form auf den Körper gelegte Magnetfolien können auch bei Raucherhusten hilfreich sein.

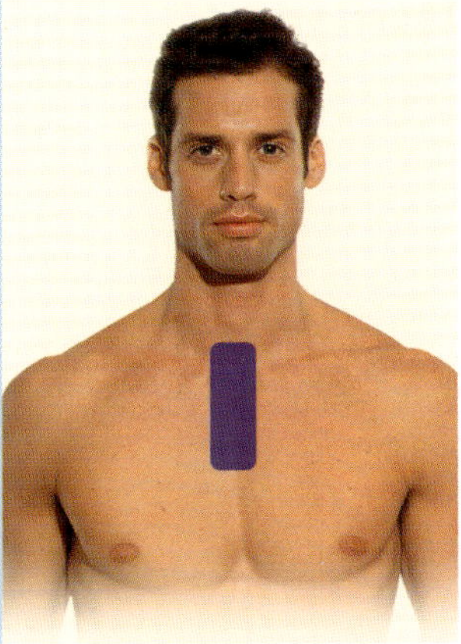

und Thymiankräuter hinzufügen. 10 Minuten ziehen lassen, anschließend zum Inhalieren in eine große Schüssel geben. Atmen Sie langsam und tief ein, wechselweise durch Mund und Nase; das Atmen muss angenehm sein, der Dampf darf nicht in den Atemwegen oder auf der Haut brennen. Die Dauer der Anwendung beträgt mindestens 8, höchstens 15 Minuten.

**Akupressur** »Cha-ba-Es« – dieser Punkt liegt zwischen den Schlüsselbeinenden über dem Brustbein. Drücken Sie diesen Punkt mit mittelstarkem, gleich bleibendem Druck, wenn Sie einen akuten Hustenanfall haben. Lu 5, der »Ellbogenteich«, liegt in der Ellbogenfalte auf der dem Daumen zugewandten Seite. Sie spüren ihn bei gebeugtem Arm deutlich als Kuhle neben der Sehne des Bizepsmuskels. Massieren Sie diesen Punkt in kreisenden Bewegungen, mindestens 1 Minute lang, 4-mal täglich, erst rechts, dann links.

**Vorsicht bei reizlindernden Medikamenten** Hustenreiz ist lästig, aber in vielen Fällen unverzichtbar, um die Bronchien von Fremdkörpern zu reinigen. Greifen Sie nur dann zu Medikamenten, wenn es sich nicht um eine entzündliche Erkrankung der Atemwege handelt.

# Ischiasleiden

## Symptome

Beim Ischiasleiden werden Nervenwurzeln des Ischiasnervs an der Wirbelsäule gequetscht. Je nachdem, welche Wurzel getroffen ist, zeigt sich der Schmerz im Gesäß, an der Vorderseite des Oberschenkels, seitlich oder hinten am Bein; er kann sogar bis in die Fußspitzen ausstrahlen. Ein erfahrener Arzt kann aus einer präzisen Schmerzbeschreibung bereits schließen, an welcher Stelle der Wirbelsäule es zur Nervenquetschung kam.
Eine seltenere Form des Ischiasleidens ist das Kaudasyndrom, das sich durch Lähmungs- und Taubheitserscheinungen in den Beinen bemerkbar macht. Es kann auch zu Impotenz führen. Hier sollte sofort ein Arzt aufgesucht werden.

## Ursachen

Hauptursache für das Ischiasleiden sind Abnutzungen der unteren zwei Bandscheiben.
Die Bandscheiben bilden gewissermaßen den Stoßdämpfer zwischen den einzelnen Wirbelkörpern. Sie nutzen sich jedoch nicht durch Bewegung ab, sondern durch lang andauerndes Sitzen und Bewegungsmangel. Regelmäßige, rückenfreundliche Sportarten tragen im Gegenteil sogar dazu bei, dass die Regenerationskräfte der Bandscheibe mobilisiert werden.
Wenn Sie akute Ischiasschmerzen haben, empfehlen sich auch hier – ähnlich wie beim Hexenschuss – die Psoashaltung und eine entspannende Fußmassage als Erste-Hilfe-Maßnahmen (siehe Seite 50).

## Mit Magneten heilen

Spontane Schmerzen wie beim Ischiasleiden reagieren recht zuverlässig auf Magnete; dies ist auch wissenschaftlich gut dokumentiert. Demzufolge fördern Dauermagnete nicht nur die Durchblutung und Entkrampfung der schmerzenden Muskeln rund um die betroffenen Bandscheiben, sie greifen auch direkt in die Schmerzübertragung ein.

## Begleitende Maßnahmen

### Homöopathische Mittel

- Arnica D6 ist angezeigt, wenn der Patient den Eindruck hat, dass sich eine Klemme in seinen Rücken geschoben hat. Die Dosierung beträgt 2 Tabletten pro Stunde, im weiteren Verlauf der Erkrankung 1 bis 2 Tabletten pro Tag.

- Bryorheum hilft bei Rückenschmerzen, die sich bei Kälte verschlimmern. Die Dosierung beträgt 4-mal täglich 10 Tropfen.
- Nux vomica D6 hilft bei brennenden Schmerzen, die am Abend besser werden, in den frühen Morgenstunden jedoch am schlimmsten sind. Die Dosierung beträgt 1 bis 2 Tabletten 3-mal täglich.

**Hilfe aus der Pflanzenkunde** Die schmerzlindernde Wirkung der Teufelskrallenwurzel (Harpagophytum procumbens) ist wissenschaftlich belegt. Sie greift direkt in den Schmerz- und Entzündungsstoffwechsel ein. Man kann sich Harpagophytum als Tee zubereiten, der jedoch außerordentlich bitter und streng schmeckt. Gaumenfreundlicher sind die modernen Harpagophytumpräparate aus der Apotheke.

**Die richtige Vorbeugung**

- Treiben Sie regelmäßig Sport, z. B. Gymnastik, Krafttraining oder auch Aquajogging.
- Heben Sie Lasten nicht »aus dem Kreuz«, gehen Sie möglichst in die Hocke. Sollte die vornübergebeugte Haltung nicht zu vermeiden sein (wenn man beispielsweise etwas aus dem Kofferraum holt), achten Sie darauf, dass Ihre Beine etwas gebeugt sind und die Rückenmuskeln voll unter Spannung stehen.

## Die Anwendung

Am besten helfen großflächige Magnetfolien (Magnetdurchmesser etwa 90 Millimeter, Stärke des Magnetmaterials extra dick, also mindestens 1,5 Millimeter) mit Wechselpolfeldern, da sie die Durchblutung in den verkrampften Muskeln optimal fördern. Sie werden paarig auf den schmerzenden Rückenpartien aufgebracht, die Einzelstücke jeweils links und rechts der Wirbelsäule. Sie sollten tagsüber und nachts getragen werden.

Wer häufiger von Ischiasbeschwerden heimgesucht wird, sollte die Anschaffung einer magnetisierten Rückenmanschette (mittlerweile als »Deluxe Lumbar« bei einigen Fachhändlern erhältlich) in Erwägung ziehen. Sie eignet sich auch zur Vorbeugung, allerdings sollte sie in diesem Fall nur tagsüber getragen werden.

# Kalte Füße und kalte Hände

## Symptome

Viele Menschen haben nicht nur im Winter kalte Hände und Füße. Ob in beheizten Räumen, unter der Daunenbettdecke oder an einem lauen Sommertag, es will ihnen einfach nicht gelingen, warme Extremitäten zu bekommen, obwohl der Rest des Körpers eigentlich wohl temperiert ist.

## Ursachen

Warme Hände und Füße sind nicht selbstverständlich. Die durchschnittliche Körpertemperatur von 37 °C wird von der Hautoberfläche bei weitem nicht erreicht. Je weiter sich das Blut vom Körperinneren entfernt, desto mehr kühlt es sich ab. In der Haut beträgt die Temperatur noch knappe 30 °C, das Hautgewebe selbst erreicht gerade noch 25 °C.

Darüber hinaus haben Hände und Füße eine sehr exponierte Lage und sind dadurch den kühlen Witterungen schutzloser ausgesetzt als die übrigen Körperteile. Schließlich muss das Blut zu den Füßen den längsten Weg zurücklegen. Dies erklärt, warum die ausgekühlten Füße selbst dann nicht sofort warm werden, wenn sie in eine Wolldecke eingewickelt werden. Der Körper braucht einfach eine gewisse Zeit, bis er genügend Blut in die Füße transportiert hat.

Auch psychische Reize wie Angst und Stress wirken abkühlend auf die Haut, insofern sie dort für eine Drosselung der Blutzufuhr sorgen. Dieser Mechanismus kann sogar zu einer eigenständigen Krankheit werden, nämlich dem Raynaudsyndrom, das erstmals von dem französischen Arzt Maurice Raynaud (1834–1881) beschrieben wurde. Es äußert sich als anfallartige Durchblutungsstörung in den Fingern und in den Rückenflächen von Hand und Fuß. Die betroffenen Stellen werden zunächst bleich und kalt, um sich dann blau zu verfärben und heftig zu schmerzen. Es besteht bei den Wissenschaftlern kein Zweifel mehr an dem Zusammenhang des Raynaudsyndroms mit chronischen Ängsten und Überforderungsgefühlen.

Auch Hormone spielen bei der Entstehung der Krankheit eine wichtige Rolle. So tritt das Raynaudsyndrom bei Frauen ungefähr viermal häufiger auf als bei Männern.

### Mit Magneten heilen

Bei kalten Händen und Füßen besitzen Magnete gute Therapiechancen. Ihr durchblutungsfördernder Effekt sorgt schon bald für eine spürbare Erwärmung. Im Unterschied zu durchblutungsfördernden Salben haben sie den Vorteil, dass ihre Kraft nicht nachlässt.

### Begleitende Maßnahmen

**Trainieren Sie Ihre Hautblutgefäße!** Gehen Sie in ein Zimmer mit angenehmer Temperatur, und legen Sie die Hände für 3 bis 5 Minuten in einen Behälter mit kaltem Wasser. Danach gehen Sie in einen kühlen Raum (Keller oder Badezimmer) und legen die Hände wiederum für etwa 3 bis 5 Minuten in warmes Wasser.

**Homöopathie** Calcium carbonicum Hahnemanni D6 hilft, wenn der Betroffene nicht nur unter kalten Extremitäten leidet, sondern auch noch viel und säuerlich schwitzt, leicht ins Frieren gerät und oft erkältet ist. Die Dosierung beträgt 3-mal täglich 1 bis 2 Tabletten.

Chininum arsenicosum D4 hilft bei kalten Füßen und Händen, die durch ständige Nervosität und allgemeine Schwächung begleitet werden.

Nux vomica D6 ist angezeigt bei reizbaren Menschen. Die Dosierung beträgt 3-mal täglich 1 bis 2 Tabletten.

### Die Anwendung

Prinzipiell kann die Anwendung über normale wechselpolare Magnetfolien erfolgen. Sie haben allerdings den Nachteil, nicht alle Hautbereiche von Füßen und Händen bedecken zu können, vor allem Finger und Zehen werden nicht 100-prozentig abgedeckt. Im Fachhandel erhält man allerdings mittlerweile Handschuhe und Einlegesohlen, die mit wechselpolaren Magneten bestückt werden. Die Sohlen passen in fast jeden Schuh, und die Handschuhe können im Winter unter Fäustlingen versteckt werden. Wer immer wieder mit kalten Füßen und Händen zu kämpfen hat, sollte sich deren Anschaffung sicherlich überlegen.

# Karpaltunnelsyndrom

## Symptome

Das Karpaltunnelsyndrom macht sich durch Taubheit und Schwäche von Daumen, Zeige- und Mittelfinger bemerkbar. Die Hand kribbelt, in schweren Fällen kommt es auch zu starken Schmerzen, die bis in die Schulter ausstrahlen können und in der Nacht besonders stark sind.

## Ursachen

Hauptursache des Karpaltunnelsyndroms ist eine Verengung des so genannten Handwurzelkanals, durch den die Nervenfasern zu den Fingern verlaufen. Diese Verengung wird ausgelöst durch Wasseransammlungen (Ödeme) im Bereich des Handgelenks, die bei Übergewicht, Stoffwechselstörungen und während der Schwangerschaft vorkommen. Zu den weiteren Auslösern der Erkrankung zählt das längere und wiederholte Arbeiten mit gebeugten Fingern bei angewinkeltem Handgelenk, da auch hierdurch der Handwurzelkanal verengt wird und es zu einer Druckerhöhung an den Fingernerven kommt.

## Mit Magneten heilen

Das Einreiben mit entzündungshemmenden Salben hilft beim Karpaltunnelsyndrom nur wenig, da sie mit ihren Wirkstoffen nicht tief genug ins Gewebe eindringen können. Die Magnettherapie dagegen entfaltet ihre Energie auch in tieferen Gewebeschichten – und das, ohne dabei das darüber liegende Gewebe zu reizen.
Magnete wirken schmerz- und entzündungshemmend und fördern außerdem im betroffenen Handgelenk den Abtransport überschüssiger Wassermengen.
Wie bereits erwähnt (siehe Seite 24), belegt die Studie des amerikanischen Mediziners Dr. Ronald Lawrence eindeutig, wie wirksam die Behandlung mit Dauermagneten bei Patienten mit Karpaltunnelsyndrom ist.
Die Zahl der amerikanischen Golfspieler, die mit Hilfe von Dauermagneten ihre Handgelenkprobleme in den Griff bekommen haben, ist mittlerweile ebenfalls unüberschaubar. Nichtsdestoweniger darf nicht übersehen werden, dass die Magnettherapie lediglich symptomatisch greift. Eine letztendliche Lösung des Karpaltunnelpro-

blems setzt voraus, dass vor allem die Ursachen – z. B. Übergewicht, Überlastung des Handgelenks, falsche Grifftechniken beim Golf- und Tennisspielen – beseitigt werden.

### Begleitende Maßnahmen

**Homöopathie** Arnica D6 ist angezeigt, wenn die Schwellung im Vordergrund steht. Die Dosierung beträgt 3-mal 1 Tablette pro Tag. Rhus toxicodendron D6 hilft (3-mal täglich 1 Tablette), wenn das Gelenk steif ist und sich der Anfangsschmerz bei fortgesetzter Bewegung verbessert.

**Vitamin B6 (Pyridoxin)** Das Vitamin konnte in einer klinischen Studie an 20 Testpersonen seine Wirkung beim Karpaltunnelsyndrom unter Beweis stellen. Als Stoffwechsel- und Nervenvitamin dämpft es die Übertragung von Schmerzsignalen und hilft beim Abbau von Ödemen. Wissenschaftler empfehlen eine Tagesdosis von 200 Milligramm. Eine solche Menge an Vitamin B6 kann nicht über die Nahrung aufgenommen werden, man muss wohl oder übel auf die Präparate aus der Apotheke oder der Drogerie zurückgreifen.

## Die Anwendung

Befestigen Sie wechselpolare Magnetfolien ober- und unterhalb des betroffenen Handgelenks. Die Größe der Folien richtet sich nach der Größe des Handgelenks. Im Fachhandel gibt es aber auch schon spezielle Magnetbandagen für das Karpaltunnelsyndrom (»Thumb & Wrist«, »Wrist Splint«). Sie schränken die Beweglichkeit nur unwesentlich ein, sind aber natürlich nicht ohne weiteres unter einem Hemd zu verstecken.

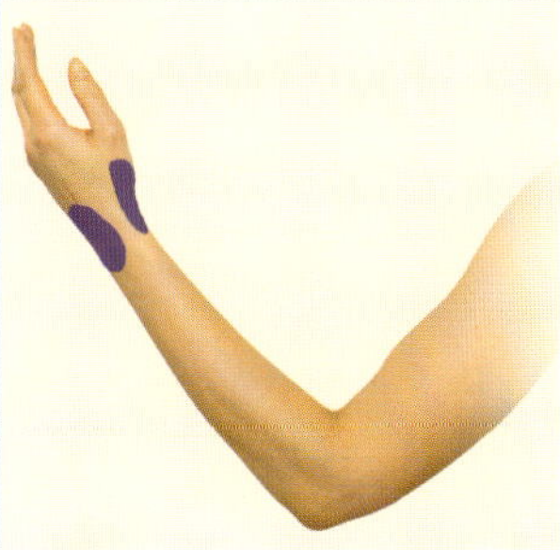

Die Magnete sollten so lange und so oft wie möglich getragen werden, am besten auch während der Tätigkeit, die zu den Problemen im Handgelenk geführt haben. In jedem Fall sollte man die Magnetfolien in der Nacht anlegen.

# Katerkopfschmerzen

## Symptome

Zu den typischen Symptomen eines Katers gehören Übelkeit, Kopfschmerzen sowie Licht- und Geräuschempfindlichkeit. Es kann auch zu Erbrechen und Schwindelanfällen kommen. Die kognitiven Funktionen des Gehirns sind dabei deutlich eingeschränkt, was bis zu 48 Stunden andauern kann – selbst dann, wenn im Blut gar kein Alkohol mehr nachweisbar ist.

## Ursachen

Von möglichen anderen Ursachen abgesehen, spielt Alkohol natürlich die entscheidende Rolle beim Entstehen der Katerkopfschmerzen. Er destabilisiert die Zellmembranen und den Serotoninspiegel und greift damit direkt in die Schmerzregulierung ein. Darüber hinaus beeinträchtigt er den Schlaf, was das Schmerzempfinden ebenfalls deutlich erhöht.

## Mit Magneten heilen

Der durch Alkohol verstärkte Mineralienentzug führt auch zu einer Störung des Magnetfeldes in den Zellen. Mit Hilfe von Magneten kann hier wirksam gegengesteuert werden. Auch verkrampften Magenwänden helfen die Magnete auf die Sprünge.

## Begleitende Maßnahmen

**Magnesium und Vitamin E** Durch hohen Alkoholkonsum werden die Membranen in den Zellen durchlässiger für Kalzium, das dadurch aus den Zellorganen in das Zellplasma eindringen kann. Infolgedessen wird die Zelle mit Kalzium überladen und gerät in einen Schmerz auslösenden Reizzustand. Magnesium arbeitet nun als Gegenspieler von Kalzium und drückt es gewisser-

### Die Anwendung

Die Anwendung erfolgt über zwei wechselpolare, kreisrunde Magnetfolien, jeweils eine auf jede Schläfe. Bei Übelkeit kann ergänzend noch eine rechteckige Folie mit einem kräftigen Magneten (Mindestdicke 1,5 Millimeter) auf den Oberbauch gesetzt werden. Hilfreich können auch die magnetischen Augenmasken (»Eye Masks«) sein, die es mittlerweile im Fachhandel gibt.

maßen wieder zurück in die Zellorgane. Der zelluläre Stress verschwindet und damit auch der Schmerzreiz.
Alkohol sorgt des Weiteren dafür, dass der Organismus verstärkt unter dem Beschuss aggressiver Moleküle – den freien Radikalen – steht. Insofern macht es auch Sinn, ihm einen hochaktiven Radikalefänger wie Vitamin E zuzuführen.
Nehmen Sie noch am Abend nach der Party ein Magnesium-Vitamin-E-Präparat mit mindestens 500 Milligramm Magnesium zu sich (z. B. Bilatin Magnesium + Vitamin E, Buer Vitamin E + Magnesium, Elex Verla 500). Am Morgen wiederholen Sie die Einnahme.

**Viel Wasser trinken** Alkoholexzesse bringen unseren Wasser- und Mineralienhaushalt durcheinander. Trinken Sie daher so viel Mineralwasser wie möglich, am besten beginnen Sie mit Ihrer Wasserkur schon direkt am Abend der Party.

**Ingwer und Koriander** Beide Gewürze sind alte Hausmittel gegen Katerkopfschmerzen. Ingwer besitzt ähnlich schmerzstillende Wirkungen wie ASS (in Aspirin), wobei er allerdings schonender für die Magenwände ist. Koriandersamen erhöhen die Aktivität der Entgiftungsenzyme, die dringend für den Alkoholabbau benötigt werden.
1 Teelöffel frisches Ingwerpulver und 1 Teelöffel gemahlene Koriandersamen mit 1 Tasse kochendem Wasser überbrühen. Zugedeckt 10 Minuten ziehen lassen, anschließend abseihen. Trinken Sie 2 Tassen des Ingwer-Koriander-Tees in kleinen Schlucken.

**Vergessen Sie alte Vorurteile!** Die oft zitierten Sätze »Wein auf Bier, das rat ich dir« und »Bier auf Wein, das lass sein« sind wissenschaftlich so nicht zu halten.
Wer seinen alkoholischen Getränkeplan am Abend einer Party fleißig mischt, d. h., wer viel durcheinander trinkt, wird wahrscheinlich am nächsten Morgen leiden müssen – unabhängig von der Reihenfolge der genossenen alkoholischen Getränke.
Das alte Antikaterfrühstück, am Morgen danach einen Salzhering oder einen Rollmops zu essen, bringt nichts. Im Gegenteil: Insofern der Alkohol die Magenwände gereizt hat, sollte man sie jetzt nicht auch noch durch schwer verdauliche Speisen zusätzlich belasten.

# Knie-entzündungen

## Symptome

Knieentzündungen machen sich durch Schmerzen u.a. im vorderen Kniebereich bemerkbar, die sich verschlimmern, wenn man einige Zeit mit angewinkelten Beinen sitzt. Manchmal hat man auch ein Gefühl der Sperre, dass irgendetwas »im Gelenk steckt«. Bewegt man die Kniescheibe bei entspanntem Knie mit der Hand, ist ein Knirschen spürbar.

## Ursachen

Die häufigste Ursache für Kniebeschwerden ist Knorpelverschleiß an der Kniescheibe.
Die Kniescheibe liegt an der Vorderseite des Knies in der Sehne des großen Oberschenkelmuskels. Bei Bewegungen des Beins gleitet sie über das Kniegelenk. Um hier einen reibungslosen Verlauf zu gewährleisten, ist sie an ihrer Rückseite mit Knorpelsubstanz überzogen. Bei vielen Menschen ist jedoch die Oberschenkelmuskulatur an der Außenseite stärker ausgeprägt als innen. In der Folge gleitet die Kniescheibe unsymmetrisch über das Gelenk, der Knorpel wird abgeschliffen, und es kommt zu einer Entzündung – oft mit Reizerguss, der dann die Ursache für die »Beinsperre« ist.

## Mit Magneten heilen

Gegenüber den gängigen Rheumasalben besitzt die Magnettherapie den Vorteil, in tiefe Gewebezonen vordringen zu können, ohne dabei die oberen Gewebeschichten zu reizen.
Eine israelische Studie von 1996 konnte zeigen, wie hilfreich Magnete in der Behandlung von Knieentzündungen sind. Die Forscher erzeugten bei 20 Testratten durch ein Spezialverfahren eine Kniegelenkentzündung. Daraufhin wurden zehn Tiere dem Kraftfeld eines Dauermagneten ausgesetzt, zehn Tiere blieben als Kontrollgruppe ohne Behandlung. Eine Woche später zeigten nur zwei der behandelten Tiere noch Entzündungen am Kniegelenk, gegenüber acht in der Kontrollgruppe. Die kranken Tiere der Kontrollgruppe zeigten außerdem deutliche Tendenzen zur Arthritis.
Dennoch setzen Magnete nicht an den Ursachen der Krankheit an, die meist durch eine muskuläre Dysbalance ausgelöst wird.

### Die Anwendung

Die Anwendung erfolgt mit wechselpolaren Magnetfolien, die auf der schmerzenden Zone des Kniegelenks befestigt werden. Kleben Sie die Folien am besten bei halb gebeugtem Gelenk auf. Damit wird erreicht, dass Sie beim Strecken und Beugen des Knies von den Magneten nur wenig behindert werden. Die Folien sollten auf jeden Fall nachts, am besten aber auch mehrere Stunden am Tag getragen werden.
Ein weitere Möglichkeit besteht darin, sich im Fachhandel spezielle Magnetmanschetten für das Kniegelenk zu besorgen. Ihr Vorteil: Die Magnetkräfte werden gleichmäßig im Kniegelenk verteilt, außerdem verrutschen sie nicht so leicht wie die Einzelmagnete. Ihr Nachteil: Sie schränken die Bewegungsfreiheit doch erheblich ein – ein Effekt, der gerade bei Kniegelenkentzündungen unerwünscht ist.

Hier muss in jedem Fall zusätzlich ein spezielles Krafttraining durchgeführt werden.

### Begleitende Maßnahmen

**Muskeltraining** Setzen Sie sich auf einen hohen Stuhl oder eine Tischkante. Strecken Sie wechselweise die Beine in die Waagrechte, wobei die Fußspitze extrem nach außen gedreht wird. Führen Sie bei dieser Übung 3-mal 20 Wiederholungen auf jeder Seite aus. Sie können den Trainingsreiz erhöhen, indem Sie Gewichtmanschetten um die Fußgelenke legen.

**Homöopathische Mittel** Arnica D6 unmittelbar nach dem sportlichen Training oder Wettkampf verhindert die spontan eintretenden Reizergüsse im angeschlagenen Kniegelenk. Die Dosierung beträgt 1 bis 2 Tage lang 3-mal 2 Tabletten täglich.
Calcium fluoratum D6 kräftigt den Kniescheibenknorpel. Die Dosierung beträgt 3-mal täglich 1 bis 2 Tabletten.

**Die richtige Vorbeugung** Sparen Sie nicht am Schuhwerk! Achten Sie bei Sport- und Straßenschuhen auf bequemen Sitz, Stabilität und ein gutes Fußbett.
Weiche Waldböden eignen sich zum Joggen besser als harter Asphalt. Am schlimmsten für die Gelenke ist jedoch, wenn man beim Laufen ständig den Laufbelag wechselt.

# Knochenhautentzündung

## Symptome

Bei einer Knochenhautentzündung treten vor allem unter körperlicher Belastung Schmerzen z. B. an der Innenseite des Schienbeins auf. Wenn man mit dem Finger über die Innenkante des Schienbeins wandert, bemerkt man Unebenheiten und einen Druckschmerz.

## Ursachen

Die Knochenhaut am Schienbein wird von zahlreichen Blutgefäßen und Nervenenden durchzogen. Aus diesem Grund reagiert sie sehr empfindlich auf mechanische Belastungen.
Knochenhautentzündungen treffen vor allem Sportler, die häufig den Bodenbelag wechseln. Die Entzündungen bereiten vor allem beim Laufen große Schmerzen. Dadurch verstärkt sich beim Sportler die Neigung, den Fuß mehr auf der Außenkante aufzusetzen, um die Belastung des Schienbeins zu verringern. In der Folge kommt es jedoch zu riskanten Fehlbelastungen im Kniegelenk, mit dementsprechenden Risiken.

## Mit Magneten heilen

Magnetfolien besitzen bei der Knochenhautentzündung recht große Heilungschancen, da die Knochenhaut nur dünn mit Gewebeschichten bedeckt ist und dadurch für die Magnetkräfte gut erreichbar ist.
Die Folien verbessern die Durchblutung und stabilisieren das Magnetfeld des erkrankten Gewebes. Erste Schmerzlinderungen stellen sich schon nach wenigen Stunden ein, der Heilungsverlauf der Entzündung insgesamt dauert jedoch auch unter Magnettherapie recht lange.

### Die Anwendung

Für die Anwendung nimmt man länglich-rechteckige Folien mit wechselpolarem Magnetfeld, die in Längsrichtung auf dem schmerzenden Schienbein befestigt werden. Sie sollten möglichst durchgehend Tag und Nacht aufgeklebt bleiben.
Die Heilung einer Knochenhautentzündung kann lange dauern, mitunter bis zu sechs Wochen. Nach Abklingen der Beschwerden sollte der Einsatz der Folien außerdem noch für ein paar Tage fortgesetzt werden.

### Begleitende Maßnahmen

**Möglichst früh mit der Therapie beginnen** Knochenhautentzündungen sind außerordentlich hartnäckig und haben schon so manche Sportkarriere zur Tortur gemacht. Die Therapiechancen sind am größten, je früher mit der Behandlung begonnen wird.

**Fangopackungen** Die Packungen lindern den Schmerz und fördern die Heilung, sollten aber nur zum Abend angewandt werden. Legen Sie den Fango direkt auf die betroffene Stelle, und bedecken Sie ihn mit einem Leinen- und einem Handtuch. Die Anwendung sollte mindestens 1 Stunde dauern. Man spürt eine deutliche Erwärmung und Schmerzlinderung. Entfernen Sie schließlich die Packung, und legen Sie sich danach noch für 30 Minuten ins warme Bett.

**Ruhe!** Eine Trainings- bzw. Laufpause von mindestens 1 Woche ist bei einer Knochenhautentzündung unvermeidbar. Sie können sich mit gelenkschonenderen Sportarten wie Radfahren, Schwimmen, Gymnastik oder Krafttraining in Form halten.

**Homöopathische Mittel** Arnica D6 mindert die Schwellung und sollte möglichst unmittelbar nach dem Training oder Wettkampf eingenommen werden. Die Dosierung beträgt 3-mal 5 bis 10 Tropfen täglich.
Ruta D6 hilft bei Knochenschmerzen und Entzündungen, deren Schmerzen sich unter Bewegung verschlimmern, und ist daher bei Knochenhautentzündungen ein Mittel der ersten Wahl. Die Dosierung beträgt täglich 3-mal 1 bis 2 Tabletten.

**Übergewicht oder Plattfuß?** Die meisten Sportler hören es nicht gerne, wenn man ihre Knochenhautschmerzen mit Übergewicht oder Plattfüßen in Verbindung bringt. Nichtsdestoweniger erledigt sich so manches Schienbeinproblem von selbst, wenn das Gewicht reduziert oder das Schuhwerk mit Einlagen unterstützt wird.

**Die richtige Vorbeugung** Sparen Sie auch hier nicht am Schuhwerk. Weiche Waldböden eignen sich zum Joggen besser als harter Asphalt. Am schlimmsten für die Gelenke ist aber der ständige Wechsel im Laufbelag. Versuchen Sie, den Wechsel nicht abrupt zu vollziehen, sondern geben Sie Ihren Schienbeinen die Chance, sich langsam an die neuen Beläge zu gewöhnen.

# Läuferknie

## Symptome

Das Läuferknie zeigt sich durch Schmerzen im Außenbereich des Kniegelenks, und zwar am Oberschenkelknochen auf Höhe der Kniescheibe. Der Schmerz tritt vor allem bei längeren Läufen auf und kann so heftig sein, dass der Athlet den Lauf unterbrechen muss. Der Schmerz lässt dann zwar nach, doch beim Weiterlaufen kehrt er sofort wieder zurück.

## Ursachen

Der Sportler läuft zu sehr auf den Außenkanten seiner Füße. Dadurch reibt sich das so genannte iliotibiale Band (es erstreckt sich an der Oberschenkelaußenseite von der Hüfte bis zum Kniegelenk) am Oberschenkelknochen, und es kommt zu einer Entzündung.
Die Schmerzen beim Laufen können den Sportler dazu veranlassen, das betroffene Knie in einer Schonhaltung beim Laufen vorwärts zu führen. Dadurch verändern sich die orthopädischen Verhältnisse im Bewegungsapparat jedoch endgültig zu ihrem Nachteil. Schwere Schäden (vor allem an Kniekapsel und Meniskus) können die Folge sein.

## Mit Magneten heilen

Zu den Erfolgen der Magnettherapie bei Sportverletzungen und chronischen Entzündungen existieren zahlreiche Fallberichte. Die Magnetkräfte fördern die Durchblutung, hemmen Entzündungen und lindern – oft bereits nach wenigen Stunden – die Schmerzen.
Dennoch bekämpfen die Magnete lediglich die schmerzhaften Entzündungen am Kniegelenk, die Ursachen der Krankheit (meistens eine Dysbalance in der Wadenmuskulatur) werden hingegen nicht behandelt. Hier muss in jedem Fall zusätzlich ein spezielles Krafttraining durchgeführt werden.

## Begleitende Maßnahmen

**Weniger ist mehr** Senken Sie die Laufbelastung. Versuchen Sie, Ihre Ausdauer beispielsweise mit Fahrradfahren aufzubauen.
**Kräftigung der Muskeln auf der Wadenaußenseite** Setzen Sie sich auf einen Stuhl, die Beine im rechten Winkel, die Knie sind etwa 20 Zentimeter voneinander

## Die Anwendung

Die Anwendung erfolgt mit wechselpolaren Magnetfolien, die auf der schmerzenden Zone des Kniegelenks (meistens auf der Außenseite) befestigt werden. Kleben Sie die Folien am besten bei halb gebeugtem Gelenk auf. Damit wird erreicht, dass Sie beim Strecken und Beugen des Knies von den Magneten nicht behindert werden. Die Folien sollten auf jeden Fall nachts, am besten aber auch während des Lauftrainings getragen werden. Der Fachhandel bietet zwar mittlerweile auch Magnetmanschetten für das Knie, doch die darin angeordneten Magnete treffen meistens nicht die Zonen, die beim Läuferknie betroffen sind. In diesem Fall sind daher die Einzelmagnete sinnvoller. Sie lassen dem Athleten außerdem viel Bewegungsfreiheit, ganz zu schweigen davon, dass sie unter jeder Trainingshose versteckt werden können, ohne aufzufallen.

entfernt. Pressen Sie die Knie für 10 bis 15 Sekunden kräftig gegeneinander, wobei die Fußinnenseiten auf dem Boden bleiben und der Außenrist deutlich angehoben wird. Machen Sie diese Übung mindestens 5-, besser 10-mal pro Tag. Man kann sie auch bequem und zu jeder Zeit im Bürostuhl durchführen.

**Homöopathische Mittel** Arnica D6 ist ein bewährtes Mittel bei allen Verletzungen infolge von Überanstrengung. Die Dosierung beträgt 3-mal täglich 1 bis 2 Tabletten. Bryonia D6 hilft gegen Schmerzen, die nur bei Bewegung schlimmer werden. Die Dosierung beträgt 3-mal täglich 10 Tropfen.

**Die richtige Vorbeugung** Nehmen Sie sich Zeit für den Kauf Ihres Laufschuhs, und sparen Sie nicht am Geld. Der richtige Schuh muss nicht nur bequem sein; er soll außerdem das Außenkantenlaufen des Fußes so weit wie möglich verhindern. Lassen Sie sich von einem erfahrenen Läuferkollegen beim Schuhkauf begleiten, der Sie mit den verschiedenen Schuhen beim Laufen beobachtet.

Meiden Sie Bergabläufe. Sie bringen nichts für die Kondition und belasten die Gelenke unnötig. Versuchen Sie, nur auf einem Belag zu laufen. Häufige Belagwechsel fördern Entzündungen an Sehnen und Gelenken.

# Magen- schmerzen

## Symptome

Magenschmerzen beschränken sich auf den oberen Bauchbereich und sind oft von einem Druckgefühl begleitet. Halten sie länger an, sollte der Hausarzt konsultiert werden.
Wenn die Bauchschmerzen plötzlich und heftig auftreten und mit Erbrechen, starkem Aufgeblähtsein, Fieber, keuchender Atmung oder rasendem Puls einhergehen, sollte auf jeden Fall der Notarzt gerufen werden.

## Ursachen

Die häufigste Ursache ist ein überforderter Magen nach zu vielen, zu fetten oder verdorbenen Speisen.
Die Funktionen der Magenwände stehen außerdem in engem Kontakt zur Psyche. Situationen, die einen Geborgenheitsverlust beinhalten, ein Zuwachs an Verantwortung oder unterdrückte Aggressionen gehören zu den typischen psychischen Belastungssituationen, die auf den Magen schlagen.

## Mit Magneten heilen

Magnetfelder entspannen die Magenwände und schaffen außerdem ungünstige Lebensbedingungen für parasitäre Bakterien. Ein weiterer Vorteil der Magnete besteht darin, dass sie die Fett- und Muskelschichten im Bauch durchdringen und dadurch keine Probleme haben, ihre heilenden Energien auch im Magen selbst zu entfalten.

### Die Anwendung

Die Anwendung erfolgt über wechselpolare Magnetfolien, die eine möglichst große Oberfläche (mindestens 50 mal 120 Millimeter) haben sollten. Befestigen Sie diese Folien auf einer gedachten Senkrechtlinie zwischen Bauchnabel und Brustbein, die Unterkante liegt etwa zwei Finger breit über dem Nabel.

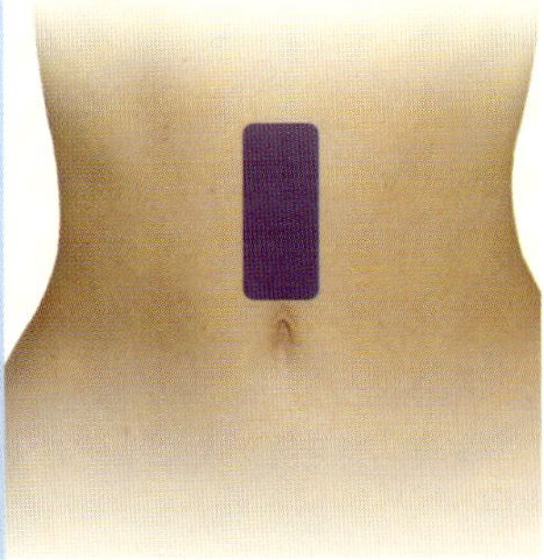

### Begleitende Maßnahmen

**Kamille, Minze und Melisse** Kamille wirkt entzündungshemmend, außerdem schützt und stärkt sie die Schleimhäute. Minze setzt die Empfindlichkeit der Magenschleimhaut gegen Übelkeit auslösende Reize herab. Außerdem hat sie desinfizierende Eigenschaften. Bei Melisse steht schließlich die beruhigende und krampflösende Wirkung auf die Magenwände im Vordergrund. Brauen Sie sich einen Tee nach folgendem Rezept. Jeweils 1 Teelöffel Kamillenblüten, Pfefferminzblätter und Melissenblätter mit 1/4 Liter kochendem Wasser übergießen, 10 Minuten ziehen lassen, abseihen und zu den Mahlzeiten in kleinen Schlucken trinken.

**Homöopathie** Nux vomica D6 hilft bei Sodbrennen, Völlegefühl und Schmerzen im Oberbauch. Die Dosierung beträgt 3-mal täglich 1 bis 2 Tabletten vor den Mahlzeiten.

Magnesium phosphoricum D6 ist angezeigt bei Krämpfen im Bauch, die durch Druck und Wärme nachlassen, und bei starken Blähungen. Die Dosierung beträgt stündlich 1 Tablette bis zum Abklingen der Schmerzen.

Ignatia D6 wirkt bei Beschwerden infolge von seelischen Belastungen wie z. B. Trauer und Kummer, die auf den Magen geschlagen sind. Die Dosierung bei Ignatia D6 beträgt 3-mal täglich 1 bis 2 Tabletten.

Carbo vegetabilis Pentarkan hilft bei plötzlich auftretenden Magenkrämpfen, die von Aufstoßen oder Blähungen begleitet werden. Die Dosierung beträgt stündlich 1 Tablette bis zum Abklingen der Beschwerden.

Staphisagria D6 ist besonders geeignet für introvertierte Menschen, die angestauten Ärger und Konflikte im Magen »verarbeiten«. Die Dosierung beträgt 3-mal täglich 1 bis 2 Tabletten.

**Die richtige Vorbeugung** Machen Sie Ihren Aggressionen, Ihrem Ärger und anderen angestauten Gefühlen richtig Luft, anstatt sie in sich hineinzufressen.

Achten Sie auf eine magenfreundliche Ernährung. Trinken Sie viel (mindestens 2 Liter Flüssigkeit pro Tag), und meiden Sie fetthaltige Speisen. Ballaststoffe (in Vollkornreis, Getreideprodukten, Schwarz- und Knäckebrot) und basische Kost (z. B. Kartoffeln und Möhren) eignen sich gut bei Magenbeschwerden.

# Menstruationsbeschwerden

## Symptome

Zu den Menstruationsbeschwerden gehören eine starke Blutung und krampfartige Schmerzen im Unterleib. Als mögliche Komplikationen können sich eine schleichende Blutarmut mit Konzentrations- und Kreislaufschwäche einstellen.

## Ursachen

Menstruationsbeschwerden können durch ungewöhnliche Gewebebildungen in der Gebärmutter, Hormonschwankungen oder auch durch bestimmte Verhütungsmittel wie das Intrauterinpessar (»Spirale«) und die Antibabypille verursacht werden.
Oft spielen aber auch psychische Faktoren eine Rolle. Auch heute noch wird die Regelblutung von vielen Frauen schamhaft verschwiegen – mit der Folge, dass Körper und Psyche verspannen und mit starken Menstruationsbeschwerden reagieren.

## Mit Magneten heilen

Menstruationsbeschwerden haben immer etwas mit Verkrampfungen und Verspannungen zu tun. Hierbei können Magnete hilfreich sein. Wie hilfreich, zeigt eine wissenschaftliche Studie der Universität Seoul. Elf Frauen, die unter starken Regelschmerzen litten, wurden mit Dauermagneten in einer Stärke von 800 bis 1200 Gauß behandelt. Eine zweite Gruppe von zwölf Frauen mit gleichem Krankheitsbild erhielt lediglich Plazebomagnete.
Drei Stunden nach Beginn der Magnetbehandlung und anschließend noch einmal drei Stunden nach Entfernen der Magnete bzw. Plazebomagnete wurden die behandelten Frauen zu ihren Beschwerden befragt. Die erste Gruppe berichtete im Gegensatz zur Kontrollgruppe durchweg von erheblichen Besserungen. Das Besondere an dieser Studie ist, dass die Frauen unter dauerhafter Beobachtung standen, so dass sie nicht über irgendeinen Test herausfinden konnten, ob sie einen echten oder nur einen scheinbaren Magneten an ihrem Körper trugen.
Weiterhin wurde durch den Test bewiesen, dass Magnete ihre schmerzlindernden Kräfte bereits innerhalb weniger Stunden entfalten können.

### Die Anwendung

Die Anwendung erfolgt über großflächige wechselpolare Magnetfolien, die auf dem unteren Bauchbereich aufgeklebt werden. Am besten sollten sie schon kurz vor dem erwarteten Regeltermin zum Einsatz kommen.

## Begleitende Maßnahmen

**Frauenmanteltee (Alchemilla vulgaris)** Die Heilpflanze hilft bei Menstruationsbeschwerden, die von starken Krämpfen begleitet werden. Längerfristig stärken Kuren aus Frauenmantel die Gebärmutter, wodurch bei den Monatsblutungen weniger Blutverluste und Schmerzen auftreten. Trinken Sie 3 Tassen Frauenmanteltee pro Tag. Bei starken Unterleibskoliken beginnen Sie mit der Anwendung etwa 3 Tage vor Beginn der Monatsregel.

2 Teelöffel getrocknete Frauenmantelblätter mit 1 Tasse kochendem Wasser überbrühen. 10 Minuten ziehen lassen und anschließend abseihen.

**Gänsefingerkraut (Potentilla anserina)** Die traditionsreiche Heilpflanze ist auch unter dem Namen »Krampfkraut« bekannt. Kaum eine andere Pflanze wirkt besser bei Krämpfen während der Menstruation. Beginnen Sie mit der Gänsefingerkur (3 Tassen Gänsefingerkrauttee pro Tag) etwa 3 Tage vor dem erwarteten Regeltermin.

1 Esslöffel getrocknetes Gänsefingerkraut mit 1 Tasse heißem Wasser überbrühen. 10 Minuten zugedeckt ziehen lassen, anschließend abseihen.

Eine weitere wirksame Anwendungsmöglichkeit ist die Zubereitung mit Milch.

1 1/2 Teelöffel getrocknetes Gänsefingerkraut mit 1 Glas Milch aufkochen, 10 Minuten ziehen lassen und abseihen. So heiß wie möglich trinken.

**Schafgarbe (Achillea millefolium)** Die Schafgarbe enthält neben entkrampfenden ätherischen Ölen und Flavonoiden das natürliche Schmerzmittel Salizylsäure. Sie wirkt recht schnell und kann daher auch zum Einsatz kommen, wenn die Regel bereits begonnen hat. Am schnellsten wirkt ein Schafgarbenbad.

1 Hand voll des getrockneten Krauts mit einem Leinensäckchen ins Badewasser geben. Die Badedauer sollte 10 bis 15 Minuten nicht überschreiten.

# Migräne

## Symptome

Die Migräne ist ein meistens halbseitig auftretender Kopfschmerz. Als Begleitsymptome können sich Übelkeit, Erbrechen, Lichtscheu, Sehstörungen (z. B. Augenflimmern) und Sprachstörungen einstellen. Bei einigen Patienten kündigt sich die eigentliche Schmerzattacke vorher durch eine Aura an: Sternchen vor den Augen, Einschränkungen des Gesichtsfelds, Schwindel, Hautkribbeln oder auch Sprachprobleme.

## Ursachen

Bei Erwachsenen sind es vor allem kopfgesteuerte Menschen mit einem übersteigerten Hang zum »Zerdenken«, die von Migräne heimgesucht werden. Dafür sprechen auch die Beobachtungen von Physiologen, die beim Gehirn von Migränepatienten ein überdurchschnittlich aktives EEG (Elektroenzephalogramm) messen konnten. Migränepatienten stehen sozusagen fortwährend unter Strom.
Die Migräne bei Kindern wird hauptsächlich durch Überlastungen wie langes Fernsehen und Computerspielen ausgelöst. Häufiger Ärger und Stress in Schule und Familie können ebenfalls zu Migräne führen.
Wenn Kinder fast täglich unter Migräneattacken leiden, kann auch eine Unverträglichkeit in Bezug auf bestimmte Nahrungsmittel vorliegen. Besonders Konservierungs- und Lebensmittelfarbstoffe, die sich in Limonade oder Colagetränken verbergen, Süßigkeiten wie Gummibärchen und Schokolade sowie Fertiggerichte sind klassische Migräneauslöser. Hier kann eine Ernährungsumstellung hilfreich sein.

## Mit Magneten heilen

In der japanischen Medizin wird über Therapieerfolge mit Dauermagneten (mit nordpolaren Magnetpflastern) berichtet. Als wissenschaftlich gesichert gilt, dass Dauermagnete die Spannung in den Blutgefäßwänden und damit den Blutfluss beeinflussen – ein Faktor, der für die Migräne von großer Bedeutung sein kann.

## Begleitende Maßnahmen

### Pestwurz (Petasites hybridus)

Pestwurz konnte in einer Studie die Zahl der Migräneattacken und Migränetage pro Monat um

56 Prozent senken. Als Teeaufguss eignet die Pflanze sich aufgrund ihrer giftigen Alkaloide jedoch nicht! Verwenden Sie nur Extrakte, bei denen die Alkaloide durch flüssiges Kohlendioxid herausgewaschen wurden. Richten Sie sich bei der Dosierung nach der Packungsbeilage.

Die Anwendung anderer Schmerzmittel sollte während der Pestwurzanwendung unterbrochen oder zumindestens stark reduziert werden. Die Kombination von Magnettherapie und Pestwurz ist jedoch unproblematisch und kann ausgesprochen hilfreich sein.

## Die Anwendung

Laut japanischer Magnetlehre erfolgt die Anwendung am besten über nordpolare Magnetpflaster, die auf den klassischen Akupunkturpunkten der Migräne befestigt werden. Eine andere Möglichkeit besteht darin, mit den Nordpolmagneten die betreffenden Punkte für einige Minuten zu massieren. Auf diese Weise werden Magnettherapie und Akupressur miteinander kombiniert. Die einzelnen Punkte sind:

- Tai Yang (»Die Sonne«). Er liegt etwa eineinhalb Finger breit hinter und knapp unterhalb des äußersten Endes der Augenbrauen. Suchen Sie diesen Punkt mit Hilfe eines Spiegels. Sie befinden sich an der richtigen Stelle, wenn Sie eine Vertiefung in der Schläfe spüren.
- Pian Tou Dian. Dieser Punkt liegt am Mittelgelenk des Ringfingers, und zwar auf der dem kleinen Finger zugewandten Seite.
- LU 7. Dieser Akupunkturpunkt liegt auf der Innenseite des Unterarms, etwa zwei Finger breit vor dem Handgelenk und direkt neben den Sehnen auf der Daumenseite.

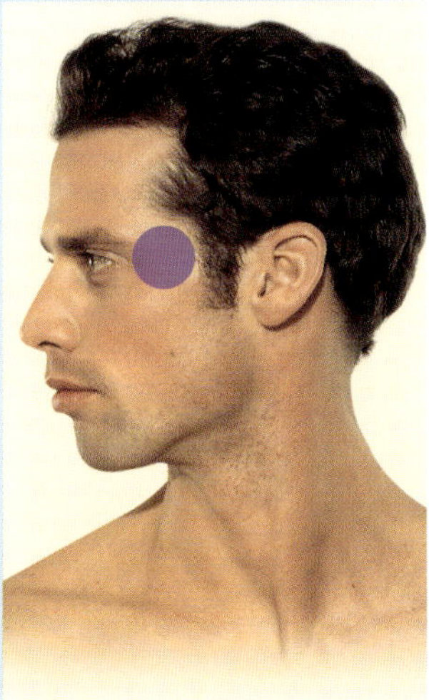

# Muskelhartspann

## Symptome

Als Symptome zeigen sich vor allem morgens und abends harte und verspannte Muskeln.

## Ursachen

Die Muskeln brauchen eine gewisse Zeit, um sich nach einer intensiven Belastung wieder zu erholen. Wird diese Zeit unterschritten, kommt es zum Mangel an wichtigen Substanzen wie Kalium und zu einer Ansammlung von Stoffwechselzwischenprodukten wie Milchsäure. Das Gehirn reagiert auf diese Veränderungen damit, dass es die Muskeln unter hohe Spannung setzt, um sie vor weiteren Überlastungen zu schützen.
Es sind nicht nur Sportler, die ihren Muskeln oftmals zu wenig Pausen gönnen. Auch im Büroalltag werden viele Muskeln zu lange belastet. Dazu gehören vor allem die Muskeln im Nackenbereich, in den Hüftbeugen, in den Unterarmen und die tiefen Rückenmuskeln.
Muskelhärten können aber auch psychischen Ursprungs sein. Die Muskelspannung wird vom zentralen Nervensystem kontrolliert und reagiert sehr sensibel auf psychische Belastungen.
Angst z. B. führt zu einer starken Spannung in all den Muskeln, die zu einer raschen Flucht benötigt werden. Dazu gehören vor allem die Muskeln in den Hüftbeugen, auf der Rückseite der Oberschenkel und den Waden.

## Mit Magneten heilen

Magnete lösen die Muskelspannung, fördern die Durchblutung und unterstützen dadurch den Abtransport von Stoffwechselzwischenprodukten und geschädigtem Zellmaterial aus den verhärteten Muskeln. Darüber hinaus wirken Magnete auch schmerzhemmend.

### Die Anwendung

Die Anwendung erfolgt am besten über großflächige Folien (50 mal 120 Millimeter) mit wechselpolarem Magnetfeld. Befestigen Sie diese Folien direkt über dem schmerzhaften Muskelbereich. Sie sollten möglichst lange, also Tag und Nacht, getragen werden. Nach ein bis zwei Tagen sollten erste Besserungen eintreten.

### Begleitende Maßnahmen

**Homöopathie** Rhus toxicodendron D6 verbessert die Muskelversorgung und eignet sich vor allem bei Muskelhartspann infolge von sportlicher Überanstrengung. Die Dosierung beträgt 3-mal täglich 1 bis 2 Tabletten. Plantival ist ein Kombinationspräparat, das sich besonders bei Versagensängsten mit psychisch bedingtem Hartspann eignet. Die Dosierung beträgt 4-mal täglich 1 Dragee.

**Fangopackungen** Der Mineralschlamm lindert den Schmerz und verbessert die Muskeldurchblutung; er sollte aber nur abends angewendet werden. Legen Sie den Fango direkt auf die betroffene Stelle, und bedecken Sie ihn mit einem Leinen- und einem Handtuch. Die Anwendung sollte mindestens 1 Stunde dauern. Legen Sie sich anschließend für 30 Minuten ins warme Bett.

**Aromatherapie** Düfte wirken stark auf die unbewussten Steuerungsmechanismen unserer Muskelspannung. Bei angst- und stressbedingtem Hartspann eignen sich vor allem die Düfte von Lavendel, Neroli, Weihrauch und Ysop. Bringen Sie ein paar Tropfen des jeweiligen Öls auf einen Duftstein in Ihrem Wohnzimmer. Sie können auch die besonders harten Muskelpartien direkt mit dem Öl beträufeln, bevor Sie zur Arbeit gehen. Die Öle verbreiten ein angenehmes Aroma und werden Ihre Kollegen nicht stören.

**Die richtige Vorbeugung** Machen Sie nicht den Fehler, Ihre Ängste krampfhaft verstecken zu wollen. Wer sie verbirgt, verdrängt sie ins Unbewusste, und von dort aus senden sie ständig Signale an Ihre Muskeln. Seien Sie vor allem sich selbst gegenüber ehrlich, was Ihre Schwächen und Ängste angeht.

Gönnen Sie Ihren Muskeln ausreichend Pausen zur Erholung. Bei der Arbeit sollten Sie 5 Minuten pro Stunde für Bewegung und Entspannung aufwenden, und wenn es nur der Gang zum Kaffeeautomaten oder zur Toilette ist.

Auch beim Sport sollten Sie sich nicht überanstrengen. Trainieren Sie nicht über Ihren Muskelkaterschmerz hinweg! Vermeiden Sie außerdem Trainingsbelastungen, bei denen gezielt nur einzelne Muskelgruppen beansprucht werden.

# Muskelkater

## Symptome

Der typische Schmerz bei Muskelkater tritt erst etwa 24 bis 36 Stunden nach einer intensiven sportlichen Belastung auf und erstreckt sich über relativ große Muskelflächen. Er setzt deshalb so spät ein, weil die Muskelfasern in ihrem Inneren keine Sinneszellen besitzen, die das Gehirn über Schäden informieren können. Die Sinneszellen befinden sich am Faserrand, was die Informationsübertragung entsprechend verzögert.

## Ursachen

Der Muskelkater ist die schmerzhafte Folge von mikroskopisch kleinen Verletzungen. Diese Schäden werden durch nachgebende Bewegungen (z. B. beim Liegestütz und Bergabwandern) und durch hohe Milchsäurekonzentrationen provoziert, die aufgrund zu hoher Belastungen oder bei schlecht Trainierten auftreten.

## Mit Magneten heilen

Magnete fördern die Durchblutung und unterstützen dadurch den Abtransport von Stoffwechselzwischenprodukten und geschädigtem Zellmaterial aus den »verkaterten« Muskeln. Darüber hinaus wirken sie schmerzhemmend.
Insofern Magnete die Durchblutung fördern, kann es sinnvoll sein, sie als Muskelkaterprophylaxe anzuwenden. Wer also ein hartes Training plant, bei dem er mit Muskelkater rechnet, sollte sich – wenn es das Training zulässt – zur Vorbeugung einige Magnetfolien auf die Muskeln kleben. Aber Vorsicht: Die Durchblutung durch ein intensives Aufwärmprogramm kann ein Magnet nicht ersetzen!

## Begleitende Maßnahmen

**Aromatherapie** Bestimmte Düfte lindern den Schmerz und entspannen den Muskel. Hierzu gehören Kamille, Lavendel, Majoran und Wacholder. 5 bis 8 Tropfen des jeweiligen Öls in eine Duftschale oder Duftlampe träufeln, die im Wohn- oder Schlafzimmer aufgestellt wird.

**Massagen mit Johanniskrautöl**
Diese Massagen wirken schmerzlindernd und entspannend. Hochwertiges Johanniskrautöl erhalten Sie in Reformhäusern und in Drogerien.

### Die Anwendung

Die Anwendung erfolgt am besten über großflächige Magnetfolien (mindestens 50 mal 120 Millimeter) mit wechselpolarem Magnetfeld. Befestigen Sie diese Folien direkt über dem schmerzhaften Muskelbereich. Sie sollten möglichst lange, also Tag und Nacht, getragen werden. Nach ein bis zwei Tagen sollten die Schmerzen verschwunden sein.

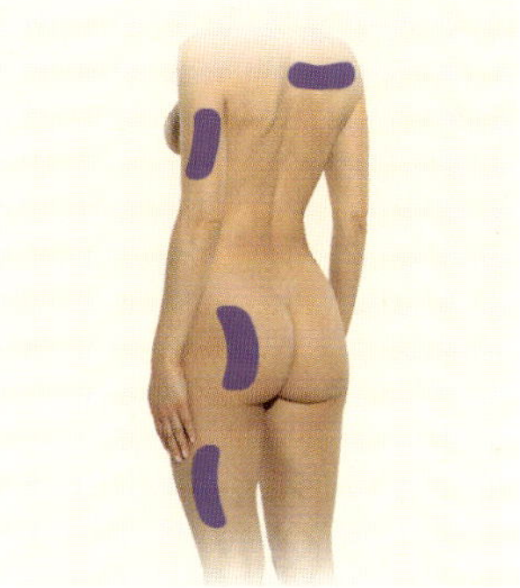

Einige Tropfen des Öls auf die Haut träufeln und mit kreisenden Bewegungen sorgfältig einmassieren. Der Massagedruck sollte nicht schmerzhaft sein. Die Anwendung kann nach ein paar Stunden wiederholt werden. Sie eignet sich vorzüglich zur Ergänzung der Magnettherapie. Die Magnete müssen natürlich während der Massage entfernt werden.

**Homöopathische Mittel** Arnica D6 lindert die beim Muskelkater auftretenden Schwellungen. Am besten nehmen Sie die ersten 2 Tabletten unmittelbar nach der sportlichen Tätigkeit ein, wenn Sie einen Muskelkater befürchten. Anschließend sollten Sie 3 Tage lang 3-mal 2 Tabletten einnehmen.

Rhus toxicodendron D6 hilft gegen Schmerzen, die bei Bewegung besser und bei Berührung schlimmer werden. Die Dosierung des Präparats beträgt 3-mal täglich 2 Tabletten.

**Die richtige Vorbeugung** Trainieren Sie regelmäßig. Ein gut trainierter Körper kann auf nachgebende Muskelbelastungen besser reagieren und produziert weniger Milchsäure.

Darüber hinaus sollten Sie sich vor dem Training mindestens 20 Minuten lang aufwärmen. Nach besonders harten Belastungen empfiehlt sich eine Cool-down-Phase, die den Abtransport der Milchsäure vorantreibt. In der Regel reicht dazu ein gemächliches Jogging schon vollkommen aus.

# Muskelkrämpfe

## Symptome

Der Muskel verharrt in einem schmerzhaften Spannungszustand, der vom Betroffenen durch eigenen Willen nicht mehr gelöst werden kann.

## Ursachen

Meistens sind eine Unterversorgung des Muskels mit Flüssigkeit, ein Mineralienmangel, Überanstrengung, psychische Blockaden oder ein Kälteschock die Ursachen; aber auch Diabetes mellitus oder Erkrankungen der Wirbelsäule können zu Muskelkrämpfen führen.
Am häufigsten sind Waden- und Zehenmuskeln von Krämpfen betroffen. Auf ihnen lastet ein Großteil des Körpergewichts. Der Wadenmuskel zieht sich außerdem über zwei Gelenke, wobei er auf das erstgenannte streckend, auf das letztere beugend wirkt. Bei bestimmten Bewegungsabläufen (wie etwa beim Brustschwimmen, wo das Kniegelenk mit angezogenen Füßen ständig gebeugt und gestreckt wird) wird er deshalb schlecht durchblutet und kann schließlich verkrampfen.
Auch die Psyche spielt bei Krämpfen eine große Rolle. Je weniger wir psychisch hinter einer Bewegung stehen, desto mehr neigen die an ihr beteiligten Muskeln zum Krampf.

## Erste Hilfe

Setzen Sie den verkrampften Muskel unter kräftige, aber nicht ruckartige Dehnung. Den Wadenmuskel dehnen Sie am besten in Rückenlage bei gebeugtem Kniegelenk, die Fußspitzen werden dabei behutsam nach oben gezogen. Der Wadenkrampf verschwindet schneller, wenn Sie sich vor der Dehnung für 5 bis 10 Sekunden einen Beutel Eis in die Kniekehle drücken. Im Anschluss an diese spontane Kühlung kommt es schlagartig zu einer Erweiterung der Blutgefäße in Richtung Unterschenkel.

## Mit Magneten heilen

Heilmagnete verbessern die Durchblutung und fördern die Regeneration des verkrampften Muskels. Außerdem wirken sie krampflösend und schmerzhemmend. Durch regelmäßige Magnetanwendungen lässt sich insgesamt die Krampfneigung der Muskulatur verringern.

## Begleitende Maßnahmen

**Homöopathie** Cuprum metallicum C200 wirkt gegen den akuten Krampfanfall. Die Dosierung bei einem Krampf beträgt eine einmalige Gabe von 5 Tropfen.
Cuprum aceticum D6 hilft längerfristig bei immer wiederkehrenden Krämpfen in der Wade. Die Dosierung beträgt täglich 3-mal 1 bis 2 Tabletten.
Zincum valerianicum D3 hilft bei Krämpfen, die nachts auftreten. Die Dosierung beträgt 2 Tabletten vor dem Schlafengehen.

### Die Anwendung

Nach einem akuten Krampf befestigen Sie eine oder mehrere großflächige Wechselpolmagnetfolien (mindestens 50 mal 120 Millimeter) auf der schmerzenden Stelle (sofern die Größe des Muskels dies zulässt). Die Magnetbehandlung sollte nach Abklingen der Beschwerden prophylaktisch noch einige Tage fortgesetzt werden. Überhaupt empfiehlt es sich zur Vorbeugung weiterer Krämpfe, die gefährdeten Muskelzüge nachts und auch einige Stunden am Tag mit wechselpolaren Magnetfolien zu behandeln.

**Die richtige Vorbeugung** Achten Sie auf eine ausreichende Zufuhr an den Mineralien Magnesium und Kalium.
Bei starker Hitze und großem Flüssigkeitsverlust sollten Sie ruhig zu dementsprechenden Präparaten greifen (beispielsweise Magnesium Tonil, Magnesium Verla oder Eunova forte).
Ansonsten finden sich beide Mineralien vor allem in Gemüse und Nüssen. Es gibt auch einige Mineralwässer, die überdurchschnittlich viel Kalium und Magnesium enthalten; achten Sie auf die Flaschenaufschriften.
Trinken Sie vor allem im Sommer mehr, als Ihr Durstgefühl eigentlich verlangt (mindestens 2, besser 3 Liter pro Tag). Das Durstgefühl ist gewissermaßen ein physiologischer Spätzünder, es stellt sich erst dann ein, wenn im Körper bereits ein starker Flüssigkeitsmangel vorherrscht.
Achten Sie auch bei Ihrer Kleidung darauf, dass das Blut ungehindert im Körper fließen kann. Socken mit eng anliegenden Bündchen beispielsweise schnüren die Blutzufuhr zu den Zehen ab, wo es dann zu ärgerlichen und vor allem schmerzhaften Krämpfen kommen kann.

# Muskelzerrung

## Symptome

Zunächst ist nur ein leichtes Ziehen im Muskel spürbar. Schon bald kommt es jedoch zu Verkrampfungen, und nach einigen Stunden kann sich sogar eine Verfärbung an der gezerrten Stelle zeigen. Wenn auch eine Unterbrechung im Muskelverlauf spürbar sein sollte, muss der Arzt hinzugezogen werden.
Bei der Zerrung handelt es sich um einen Muskelfaserriss ersten Grades, d. h., dass weniger als fünf Prozent der Muskelfasern gerissen sind. Demgegenüber sind bei einem Muskelfaserriss zweiten Grades mehr als fünf Prozent der Fasern durchtrennt; oftmals ist im Muskel eine deutliche Lücke zu spüren.

## Ursachen

Zerrungen treten besonders häufig bei Muskeln auf, die über mehrere Gelenke ziehen (wie etwa die Waden-, Oberschenkel- und Oberarmmuskeln). Ein ungenügendes Warm-up, kalte Umgebungstemperaturen, Stress, bestehende Infekte und Muskelkater begünstigen die Entstehung von Zerrungen.

## Erste Hilfe

**Kältekompressen** Kalte Kompressen verhindern Schwellungen und lindern den ersten Schmerz. Wickeln Sie ein paar Eiswürfel in ein Handtuch, und pressen Sie es auf die schmerzende Stelle. Die Kälteanwendung sollte mindestens 30 Minuten dauern und auch später immer wieder für längere Zeit wiederholt werden. Als Alternative kommen kommerzielle Kältekompressen aus der Apotheke infrage. Deren Anwendung entnehmen Sie bitte der Packungsbeilage.

## Mit Magneten heilen

Magnete fördern die Durchblutung des gezerrten Muskels und unterstützen dadurch den Abtransport von Stoffwechselzwischenprodukten und geschädigten Zellen. Darüber hinaus lindern sie den Schmerz. Magnetfolien können auch zur Therapie von Muskelfaserrissen eingesetzt werden.

## Begleitende Maßnamen

**Homöopathie** Arnica D6 lindert die bei Muskelzerrungen auftretenden Schwellungen. Die Dosierung beträgt 3-mal 2 Tabletten pro Tag.

## Die Anwendung

Die Anwendung erfolgt über großflächige wechselpolare Magnetfolien, die über dem schmerzenden Muskelgebiet aufgeklebt werden. Bei akuten Muskelverletzungen gilt, dass die Magnettherapie frühestens 36 Stunden nach Verletzungseintritt zum Einsatz kommen sollte. Der Grund: Erst nach diesem Zeitraum ist die Akutphase der Verletzung abgeschlossen, und die körpereigene Heilung ist so weit fortgeschritten, dass sie mit wärmenden bzw. durchblutungsfördernden Maßnahmen unterstützt werden kann. Die Folien sollten durchgehend Tag und Nacht auf der Haut bleiben, bis der Muskel wieder voll belastbar ist.

Rhus toxicodendron D6 hilft gegen Schmerzen, die sich bei Bewegung bessern und bei Berührung verschlimmern. Die Dosierung beträgt 3-mal täglich 2 Tabletten.

Calcium carbonicum Hahnemanni D6 empfiehlt sich zur Nachbehandlung, wenn nach dem Verschwinden der Schmerzen ein Schwächegefühl im Muskel geblieben ist. Die Dosierung beträgt 3-mal täglich 1 bis 2 Tabletten.

**Gymnastik** Etwa 48 Stunden nach der Verletzung sollten Sie mit einer statischen Dehnung (d. h. ohne Wippen oder Federn) des betroffenen Muskels beginnen. Halten Sie den Muskel für 10 bis 15 Sekunden in einer Dehnung, die ohne Schmerzen für Sie erträglich ist.

**No sports!** Im Profisport ist es üblich, einen Athleten auch noch mit einer Zerrung im Wettkampf zu belassen. Ein riskantes Unterfangen, da der gezerrte Muskel besonders anfällig für kräftigere Faserrisse ist und aufgrund der von ihm ausgehenden Schmerzen den gesamten Bewegungsablauf behindert. Der Hobbysportler sollte von derartigen Experimenten die Finger lassen.

**Die richtige Vorbeugung** Trainieren Sie nicht weniger als zweimal wöchentlich. Ein gut trainierter Muskel besitzt mehr Blutgefäße und ist dadurch besser vor Verletzungen geschützt. Darüber hinaus sollte der Sportler sich vor dem Training mindestens 20 Minuten lang aufwärmen. Gut geeignet sind lockeres Laufen und Radfahren.

# Nackenverspannungen

## Symptome

Die Nackenmuskeln sind verspannt und anfällig für Schmerzen, die bis in den Kopf hinauf- oder in die Arme hinabziehen.

## Ursachen

Hauptursache sind Überanstrengung und Durchblutungsstörungen in den Nackenmuskeln, die durch Zugluft, ständige Anspannung (etwa durch Starren auf den Computerbildschirm), ruckartige Bewegungen und Ängste hervorgerufen werden können. Darüber hinaus ist die Nackenpartie durch einige muskuläre Besonderheiten gekennzeichnet, die sie für Verspannungen anfällig macht. So ist der wichtigste und größte Muskel im Nackenbereich der dreigeteilte Kapuzenmuskel. Der untere Teil setzt an der Wirbelsäule an und zieht sich fächerartig nach oben zum Schulterblatt. Der mittlere Teil zieht quer von der Wirbelsäule zum oberen Schulterblattrand, und der obere bildet die seitliche Kontur des Halses nach und zieht abwärts von der Halswirbelsäule zum äußeren Schlüsselbeindrittel. Bei solch unterschiedlichen Faserverläufen muss der Kapuzenmuskel auch viele Aufgaben übernehmen:

- Er stabilisiert und zieht die Schultern nach oben, ist also wesentlich beim Tragen von Koffern und Taschen beteiligt.
- Der quer verlaufende Teil zieht die Schultern nach hinten, mit der Folge, dass er bei vorwiegend sitzender Tätigkeit im Büro unter ständiger Dehnung gehalten wird.
- Der obere Teil stabilisiert und zieht den Kopf nach hinten, mit der Folge, dass er bei konzentriert-starrender Tätigkeit am Bildschirm unter ständiger Anspannung steht.

Die einzelnen Muskelteile werden also sehr einseitig belastet. Dabei kommt es zu Ermüdung und Durchblutungsmangel, die längs verlaufenden Teile des Muskels verspannen sich, während die quer verlaufenden an Spannung verlieren.

Hartnäckige Verspannungen in der Nackenmuskulatur haben jedoch auch psychische Ursachen. Unter Angst und Wut nämlich veranlasst unser Nervensystem speziell die Nackenmuskeln dazu, sich in gewissermaßen permanenter Hab-Acht-Stellung anzuspannen, um möglichst schnell auf eventuelle Angriffe reagieren zu können.

## Mit Magneten heilen

Magnete fördern die Durchblutung und lösen die Verspannungen in der Muskulatur. Die Heilwirkung von Magnetfeldern bei Nackenschmerzen wurde durch eine klinische Untersuchung bestätigt. Die Anwendungsdauer betrug in dieser Studie drei Wochen.

## Begleitende Maßnahmen

**Aromatherapie** Bestimmte Düfte lindern den Schmerz und entspannen die Muskeln. Hierzu gehören Kamille, Lavendel, Majoran und Wacholder. 5 bis 8 Tropfen des jeweiligen Öls in eine Duftschale oder Duftlampe träufeln, die Sie nach Belieben im Wohn- oder Schlafzimmer aufstellen können.

**Johanniskrautöl** Das alte Heilöl lindert Muskelschmerzen. Massieren Sie es sich mehrmals täglich in die Nackenpartie ein.

**Homöopathie** Rhus toxicodendron D6 hilft gegen Nackenbeschwerden nach Überanstrengung oder einer ruckartigen Bewegung oder Verrenkung. Die Dosierung beträgt 3-mal täglich 10 Tropfen.
Bryorheum ist bei steifem Hals durch Kälte oder Zugluft angezeigt. Die Dosierung beträgt 3-mal täglich 10 Tropfen.

### Die Anwendung

Bei Nackenschmerzen helfen wechselpolare Magnetfolien, die auf die betroffenen Nackenmuskeln gesetzt werden. Bei Beschwerden direkt über der Halswirbelsäule empfiehlt sich die Anwendung einer länglichen Magnetfolie, die entlang der Wirbelsäule aufgeklebt wird.
Tragen Sie die Folien durchgehend Tag und Nacht, über einen Zeitraum von mindestens zwei Wochen.

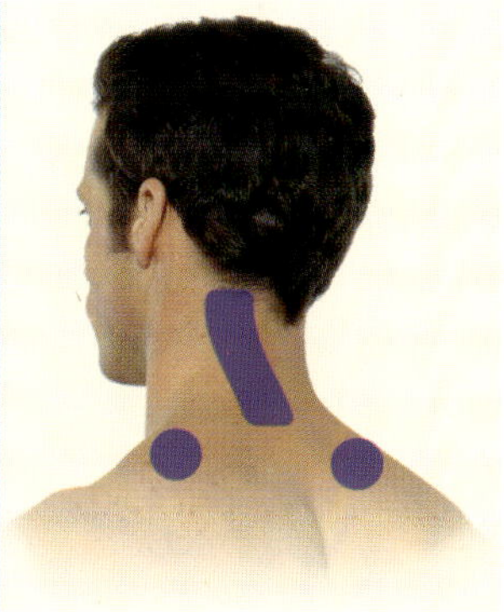

# Narben

## Symptome

Narben bestehen aus stabilem, aber gefäßarmem Gewebe. Sie enthalten keine Pigmente und Haarwurzeln, weswegen sie kahl bleiben und stets ihre blass-rötliche Farbe behalten.

## Ursachen

Narben werden durch großflächige Verletzungen der Haut verursacht. Bei der Wundheilung bildet sich zunächst so genanntes Granulationsgewebe, das die verletzte Stelle als eine Art Kruste schützt. Dieses zell- und blutgefäßreiche Granulationsgewebe wird dann allmählich in ein zell- und blutgefäßarmes, dafür aber faserreiches und stabiles Narbengewebe umgewandelt. Je schneller dieser Prozess vor sich geht, desto kleiner wird die Narbe.

## Mit Magneten heilen

Bei frischen Narben machen Magnete das Gewebe weicher, die Schmerz- und Entzündungsanfälligkeit rund um die Narbe geht dadurch deutlich zurück. Ältere Narben lassen sich durch Magnetanwendungen nicht mehr beeinflussen.

## Begleitende Maßnahmen

**Die Narbe akzeptieren** Wenn eine Narbe erst einmal voll entwickelt ist, kann sie nur noch schwer beeinflusst werden. Bei großen, entstellenden Narben greift die Schulmedizin mitunter zu speziellen Gels, Steroiden, Operationen oder sogar zu Röntgenstrahlanwendungen. Es ist jedoch praktisch unmöglich, ein fertiges Narbengewebe zum Verschwinden zu bringen. Es ist daher in jedem Fall ratsam, sich mit der Narbe als einem neuen Teil des Körpers abzufinden.

**Die Narbe vor Sonnenlicht und mechanischen Reizen schützen** Narbengewebe reagiert am Anfang noch recht empfindlich auf Berührungen; es sollte daher nicht zu stark belastet werden. Außerdem besitzt es keine Pigmente. Schützen Sie es daher mit starken Lichtschutzcremes, bei kleineren Narben verwenden Sie am besten die Lichtschutzstifte für die Lippen.

**Der Vitamin-E-Trick** Der Radikalefänger Vitamin E, der Zellwände versiegeln kann, vermag dramatische Erfolge bei der Wundheilung zu erzielen. Wenn Vitamin E jedoch oral eingenommen wird, erreicht es die Wunde nur

## Die Anwendung

Die Anwendung sollte am besten über wechselpolare Magnetfolien erfolgen. Die Größe der Folien richtet sich dabei nach dem jeweils betroffenen Narbenbereich.
Achten Sie bei der Anwendung besonders darauf, dass die Klebestreifen der Magnetfolien nur auf der gesunden und keinesfalls auf der verletzten Haut befestigt werden. Lediglich die Magnete haben Kontakt zur Narbe.
Die Magnetfolien sollten nachts und auch einige Stunden am Tag zum Einsatz kommen.

stark verdünnt und verspätet. Brechen Sie daher ein oder zwei Vitamin-E-Kapseln so auf, dass ihr Öl auf die noch blutende oder frisch vernarbte Wunde träufelt. In vielen Fällen kann hierdurch eine Narbenbildung komplett verhindert werden.

**Die richtige Vorbeugung** Wird eine Narbe sozusagen prophylaktisch, d. h. sofort nach Eintritt der Verletzung, behandelt, kann das Schlimmste meist noch verhindert werden.

- Alle offenen Wunden müssen innerhalb der ersten sechs Stunden gereinigt werden. Am besten suchen Sie dazu einen Arzt auf. Als Erste-Hilfe-Maßnahme zu Hause sollte die Wunde nach Möglichkeit vorsichtig und äußerst sorgfältig gesäubert und anschließend mit einer sterilen Kompresse abgedeckt werden. Kleinere Abschürfungen heilen am besten, wenn man sie gut säubert und danach in Ruhe lässt. Bei Kindern empfiehlt sich ein Pflaster oder ein Verband allerdings auch bei kleineren Verletzungen, damit sie während des Heilungsprozesses nicht in Versuchung geraten, die juckende Blutkruste aufzukratzen.
- Bei tiefen und stark blutenden Wunden sollte die Wundversorgung komplett dem Arzt überlassen werden.
- Behandeln Sie Wunden nicht mit Jod. Denn das tut nicht nur höllisch weh, sondern behindert außerdem den natürlichen Heilungsverlauf. Mittlerweile gibt es genug Desinfektionsmittel im Handel, die den Bakterien den Garaus machen, ohne dass der Verletzte dabei die Zähne zusammenbeißen müsste.

# Neuralgien

### Symptome

Neuralgien sind heftige Schmerzschübe, die am betroffenen Nerv entlangführen. Am häufigsten ist die Trigeminusneuralgie. Hier ist der Gesichtsnerv betroffen, wodurch es zu Schmerzanfällen in einer der beiden Gesichtshälften kommt. Oft ist dabei auch das Sehvermögen eingeschränkt.

### Ursachen

Nervenschmerzen können durch eine Reizung oder Schädigung der Nerven entstehen. Stoffwechselkrankheiten wie Gicht und Diabetes mellitus, die das Säure-Basen-Gleichgewicht in das saure Milieu verschieben, können ebenfalls in eine Neuralgie münden.
Oft sind Neuralgien jedoch psychosomatischer Natur. Einige Psychotherapeuten und Ärzte interpretieren vor allem die Trigeminusneuralgie dementsprechend. Wer seelisch angespannt ist, neigt auch dazu, das Gesicht zu verspannen, was wiederum Neuralgien auslösen kann. Nicht umsonst sind Trigeminusneuralgien bei depressiv veranlagten Menschen besonders häufig.

### Mit Magneten heilen

In mehreren Laborstudien konnte gezeigt werden, dass Magnetfelder die Regeneration von geschädigten Nerven anregen. Die Studien wurden zwar mit elektromagnetischen Feldern durchgeführt, doch ihre Ergebnisse sind teilweise – aufgrund der Frequenzen der aufgebauten Felder – durchaus auf Dauermagnete übertragbar.

### Begleitende Maßnahmen

**Homöopathie** Aconitum D6 hilft, wenn die Schmerzen durch kalten Wind ausgelöst wurden. Das

#### Die Anwendung

Die Anwendung erfolgt über wechselpolare Magnetfolien, die auf den schmerzenden Stellen befestigt werden.
Bei der Trigeminusneuralgie steht man natürlich vor dem Problem, dass die Magnete im Gesicht befestigt werden müssen. Die Anwendung bleibt daher wohl oder übel auf die Nacht beschränkt. Wer allerdings zu Hause arbeitet, oder wenn die Beschwerden im Urlaub auftreten, sollte die Magnetfolien auch tagsüber tragen.

Gesicht fühlt sich an, als würde es von heißen Drähten durchzogen. Die Dosierung beträgt 5 Globuli (Kügelchen) etwa alle 30 Minuten, bis sich die Beschwerden deutlich bessern.
Magnesium phosphoricum D6 ist angezeigt, wenn die Gesichtsschmerzen schießend oder krampfartig kommen. Die Dosierung beträgt 5 Globuli (Kügelchen) alle 30 Minuten, bis die Beschwerden sich deutlich gebessert haben.
Spigelia D12 hilft vor allem dann, wenn die Schmerzen morgens beginnen und am Mittag besonders stark sind. Sie sind stechend, brennend, reißend oder schießend und konzentrieren sich vor allem auf den Augenbereich. Die Dosierung beträgt 5 Globuli alle 30 Minuten, bis die Beschwerden sich deutlich bessern.

**Johanniskraut (Hypericum perforatum)** Johanniskraut verbessert die Stimmungslage des Patienten. Als wirksames Antidepressivum befreit es ihn von dem Gefühl, das »Gesicht zu verlieren« und verletzt zu werden. Auf der anderen Seite wirkt Johanniskraut direkt auf die Signalübermittlungen im Nervensystem. Es unterstützt vor allem die Arbeit der hemmenden Botenstoffe, und dies bedeutet konkret, dass Johanniskraut wie ein Filter wirkt, der das Nervensystem vor schmerzhaften Übererregungen schützt.
Trinken Sie täglich 2 bis 3 Tassen Johanniskrauttee: 1 gehäuften Teelöffel Johanniskraut mit 1 Tasse kochendem Wasser überbrühen, 12 Minuten ziehen lassen und anschließend abseihen.
Als Alternative kommen auch Hypericumpräparate aus der Apotheke infrage. Die Dosierung liegt bei 1 Milligramm Gesamthyperizin pro Tag. Zusätzlich können Sie am Morgen und Abend auch einen Umschlag auf die schmerzende Stelle legen, der zuvor mit einer Mischung aus 1 Teil Johanniskrauttinktur und 2 Teilen Wasser getränkt wurde.

**Vorsicht bei Schmerzmitteln!** Neuralgien bereiten starke Schmerzen, und das erhöht natürlich die Gefahr des Schmerzmittelmissbrauchs. Dabei wirken die handelsüblichen Schmerzmittel viel zu langsam, als dass sie direkt auf einen aktuellen Neuralgieanfall reagieren könnten.

# Prellungen

## Symptome

Prellungen sind durch bläuliche Verfärbung der Haut gekennzeichnet, die meistens mit einer Schwellung verbunden sind. Die blauen Flecken können – vor allem unter Druckeinwirkung – sehr schmerzempfindlich sein. Prellungen am Schädel können große Beulen bilden, da die Schwellung aufgrund des darunter liegenden Schädelknochens nur nach außen, in Richtung Haut, abgeleitet werden kann. Sie sind daher kein Hinweis auf schwere Verletzungen wie etwa eine Gehirnerschütterung. Kommt es jedoch im Anschluss an Prellungen im Kopfbereich zu Schwindelanfällen, Übelkeit oder Erbrechen, muss der Verletzte umgehend ins Krankenhaus gebracht werden.

## Ursachen

Prellungen zeigen sich als blaue Flecken, die Ausdruck für eine Blutung unterhalb des Hautgewebes sind. Die wiederum ist das Resultat einer Verletzung an Bändern, Sehnen, Muskeln oder Knochen, meistens verursacht durch Gewalteinwirkungen von außen. Besonders schmerzhaft sind Prellungen, bei denen es zu Quetschungen des Muskelgewebes kommt, beispielsweise durch einen Tritt auf den Oberschenkel oder einen Fausthieb auf den Oberarm.
Bei Verletzungen, die tief unten im Gewebe stattgefunden haben, kann der blaue Fleck erst einige Stunden oder sogar einige Tage später an die Oberfläche dringen. Für eine sinnvolle erste Hilfe ist es dann jedoch zu spät. Nach schmerzhaften Stößen, Schlägen, Stürzen u. Ä. sollte man deshalb grundsätzlich kühlende Maßnahmen einleiten, auch wenn es noch nicht zu einer Verfärbung gekommen ist.

## Erste Hilfe

Lang andauerndes Kühlen als Erste-Hilfe-Maßnahme lindert Schmerzen und schließt die verletzten Blutgefäße. Prellungen an Knochen oder Gelenken sollten mindestens 30 Minuten, Verletzungen im Muskelbereich sogar 45 Minuten lang gekühlt werden. Zur Kühlung verwendet man am besten Eiswürfel, die in ein dickes Handtuch eingerollt wurden. Ist kein Eis vorhanden, sollte das betroffene Körperteil wenigstens für 15 Minuten unter fließendes kaltes Wasser gehalten werden.

### Mit Magneten heilen

Magnetfolien fördern die Durchblutung und unterstützen dadurch den Abtransport von verletzten Gewebeteilen und geronnenem Blut. Die Magnettherapie darf allerdings erst etwa 36 bis 48 Stunden nach Verletzungseintritt erfolgen, da eine verstärkte Durchblutung erst nach Abklingen der Akutsymptome Sinn macht.

### Die Anwendung

Auf die blauen Flecken bzw. Prellungen werden wechselpolare Magnetfolien in entsprechender Größe aufgeklebt. Das Klebematerial sollte nur in Kontakt mit gesunden Teilen der Haut kommen, die Prellung selbst sollte nur vom Magneten bedeckt sein. Tragen Sie die Magnete am besten durchgehend Tag und Nacht. Für das berüchtigte »blaue Auge« kommen als Alternative auch magnetische Augenmanschetten infrage, die mittlerweile im Fachhandel angeboten werden.

### Begleitende Maßnahmen

**Homöopathie** Arnica D6 begrenzt die Schwellung und den Umfang der blauen Flecken, weil es den Abtransport von Gewebeflüssigkeit und ausgetretenem Blut unterstützt. Die Dosierung beträgt 3-mal täglich 1 bis 2 Tabletten, in akuten Fällen 1 Tablette stündlich.

Hypericum D6 wirkt schmerzlindernd und eignet sich vor allem beim »blauen Auge«. Die Dosierung beträgt 3-mal täglich 1 bis 2 Tabletten.

**Die richtige Vorbeugung** Treten die blauen Flecken meist infolge von Sportverletzungen auf, sollte die Warm-up-Phase verlängert werden. Achten Sie beim Sport auch auf die richtige Schutzbekleidung (Helm, Schienbeinschoner, Schulterpolster).

Bei Kindern sind blaue Flecken eine Art »Erziehungsinstrument«. Beim Fahrradfahren sollten sie natürlich einen Helm tragen, ansonsten ist es jedoch falsch, sie von verletzungsgefährlichen Orten wie dem Abenteuerspielplatz oder von Treppen fernzuhalten. Durch harmlose blaue Flecken lernen Kinder, sich richtig zu bewegen und vorsichtiger beim Spielen zu sein.

# Reizmagen

## Symptome

Bei Reizmagen stellen sich die folgenden Beschwerden ein, die nach eiweiß- und fetthaltigen Mahlzeiten zunehmen: Schmerzen, Druck- und Völlegefühl im Oberbauch sowie Sodbrennen, Appetitlosigkeit und Übelkeit.

## Ursachen

Der Reizmagen wird durch Störungen in der Magenmuskulatur verursacht, die wiederum durch Stress, Bewegungs- und Schlafmangel sowie opulente Speisen mit viel Fett, Eiweiß oder Gewürzen hervorgerufen werden. Außerdem nimmt mit zunehmendem Alter die Funktionsfähigkeit unserer Muskeln ab. Das gilt auch für die Muskulatur in den Magenwänden. Dies wird jedoch von vielen älteren Menschen vergessen, die ihren Magen überfordern.

Der Reizmagen steht schließlich auch in engem Zusammenhang mit psychischen Belastungen. Angst, Wut, unerfüllte Wünsche und depressive Gedanken blockieren die Tätigkeit der Magenmuskulatur. Die Nahrung verbleibt dadurch länger im Magen, was spätestens bei der nächsten Nahrungsaufnahme zum Problem wird.

## Mit Magneten heilen

In ihrer entspannenden Wirkung auf die Muskeln liegt eine große Stärke der Magnettherapie. Magnetkräfte können außerdem problemlos die Muskeln und das Fett der Bauchdecke durchdringen. Nichtsdestoweniger hat die Magnettherapie auch dort ihre Grenzen. Gegen ein Bombardement aus Fetten, Alkohol und Nikotin kann auch sie nichts ausrichten. Hier muss letzten Endes eine Nahrungs- oder Lebensumstellung des Patienten erfolgen.

## Begleitende Maßnahmen

**Heilerde** Die Mischung aus Löss und Lehm besänftigt den Magen und begünstigt den Aufbau einer gesunden Darmflora. Eine Therapie mit Heilerde eignet sich also generell zur längerfristigen Beseitigung von Verdauungsbeschwerden. 1 Teelöffel zur innerlichen Anwendung geeignte Heilerde in stillem Mineralwasser oder Kräutertee (am besten Kamillentee) aufschwemmen und jeweils nach dem Mittag- und Abendessen in kleinen Schlucken trinken.

## Die Anwendung

Die Magnetkräfte müssen durch mehr oder weniger dicke Gewebeschichten dringen, um zum gereizten Magen gelangen zu können. Deshalb empfiehlt sich die Anwendung besonders kräftiger wechselpolarer Magnetfolien (»forte«, Stärke des Magnetmaterials 1,5 Millimeter). Eine rechteckige Folie mit möglichst großem Durchmesser wird in Längsrichtung auf dem Oberbauch befestigt. Sie sollte am Tag getragen werden, zur Nacht wird sie abgesetzt.

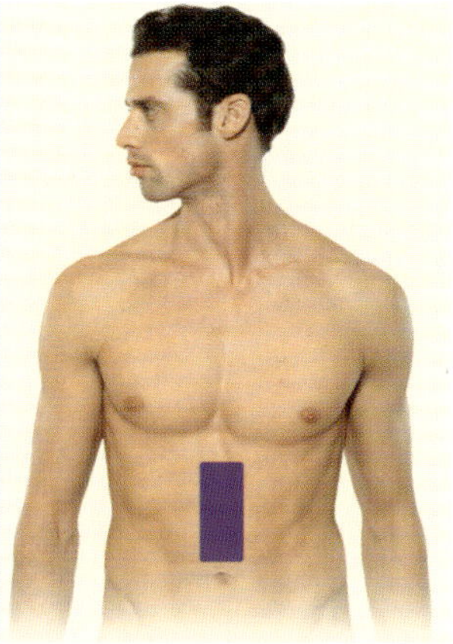

**Rollkur** Die Rollkur ist ein altes und bewährtes Hausmittel. Sie beginnt am Abend. 2 Esslöffel Kamillenblüten mit 1/2 Liter kochendem Wasser übergießen, 10 Minuten ziehen lassen, abseihen. Am Morgen nach dem Aufwachen trinken. Danach für jeweils 5 Minuten auf den Rücken, auf die rechte Seite, auf den Bauch und schließlich auf die linke Seite rollen. Ihr Magen ist jetzt bereit für die alltäglichen Belastungen.

**Kü-Ka-Lei-Wa-Gemüsesuppe**

2 bis 3 ungeschälte und klein geschnittene Kartoffeln sowie je 2 Teelöffel Leinsamen und Kümmelfrüchte in 2 Liter Wasser kochen. Die Suppe über den Tag verteilt in kleinen Schlucken bei lauwarmer Temperatur trinken. Die erste Portion am besten schon morgens vor dem Frühstück zu sich nehmen.

Das alte asiatische Rezept verbindet die traditionellen Verdauungshilfen Kartoffelstärke, Leinsamen und Kümmel sinnvoll miteinander und hat sich bei empfindlichem Magen bestens bewährt.

**Reduzieren Sie Ihr Esstempo**

Nehmen Sie sich ausreichend Zeit für das Essen. Kauen Sie ausgiebig, und verteilen Sie das Essen auf 5 kleinere Mahlzeiten pro Tag.

# Rückenschmerzen

## Symptome

Die chronischen, bisweilen auch akuten Schmerzen im gesamten Rückenbereich können in Nacken und Kopf ausstrahlen. Mitunter kommt es zu Schwindel.

## Ursachen

Im Alter nimmt die Elastizität der Bandscheiben ab, die Pufferung zwischen den Wirbelkörpern wird somit immer schwächer. Infolgedessen nimmt der Verschleiß an den Wirbelkörpern immer mehr zu.
Gefördert wird dieser natürliche Verschleiß vor allem durch Bewegungsmangel und ein unausgewogenes Muskelgerüst. Bei den meisten Menschen sind die tiefen Rückenmuskeln im Verhältnis zur Bauchmuskulatur zu stark ausgebildet; auch sind die hinteren Schultermuskeln oft schwächer als ihre Gegenspieler, die Brustmuskeln. Dadurch wird die Stabilität des Rückens empfindlich gestört. Als erste Symptome zeigen sich in der Regel Muskelverspannungen im Lenden-, Schulter- und Nackenbereich, später kommen Verschleißerscheinungen und dementsprechende Beschwerden an der Wirbelsäule hinzu.
Umstritten ist, ob so genanntes falsches Sitzen die Entstehung von Rückenschmerzen begünstigt. Denn ein »richtiges« Sitzen auf einem Stuhl oder auf einem Sessel gibt es nicht. Alle Arten des Sitzens stellen für unseren Rücken eine unphysiologische Belastung dar, gleichgültig, wie orthopädisch hochwertig das betreffende Möbelstück ist. Wer also weniger Rückenbeschwerden haben will, muss entweder weniger sitzen oder seine Position beim Sitzen möglichst oft verändern.
Gesichert ist, dass Rückenschmerzen auch psychosomatische Hintergründe haben. Angst, unterdrückte Aggressionen, Hektik, aber auch Hoffnungslosigkeit und Starrköpfigkeit können Rückenschmerzen begünstigen.

## Mit Magneten heilen

Magnete gehören gerade bei diffusen Rückenschmerzen zu den Mitteln der ersten Wahl. Über ihren entspannenden Effekt auf die verhärtete Rückenmuskulatur hinaus, wirken sie schmerz- und entzündungshemmend.

Gegenüber anderen Heilmitteln bei Rückenschmerzen besitzt die Magnettherapie eine Reihe von Vorteilen. So dringt sie recht tief in das erkrankte Gewebe vor, ohne dabei das umliegende Gewebe zu reizen – ganz im Unterschied zu den herkömmlichen Salben, die erst diverse Zellschichten chemisch durchdringen müssen, um überhaupt in die Nähe der Wirbelsäule zu kommen.
Darüber hinaus kann man Magnete gezielt dort aufsetzen, wo es wehtut. Dieser Aspekt unterscheidet die Magnete wiederum von den traditionellen schulmedizinischen Schmerzmitteln, die sich – gleichgültig ob sie als Tablette geschluckt oder als Spritze injiziert werden – im gesamten Körper verteilen.

### Die Anwendung

Die Anwendung erfolgt über wechselpolare, rechteckige Magnetfolien (die Größe beträgt etwa 90 mal 150 Millimeter), die im spitzen Winkel zueinander zwischen Bauchnabel und Schambein aufgebracht werden. Ergänzend dazu kann Wasser getrunken werden (durchschnittlich 1/2 Liter pro Tag), das per Nord-(d. h. Plus-)polmagnet magnetisiert wurde.

## Begleitende Maßnahmen

**Teufelskralle** Die Wurzeln der Teufelskralle enthalten den Wirkstoff Harpagosid, der gezielt in den Arachidonsäurestoffwechsel eingreift und die Produktion von schmerz- und entzündungsfördernden Substanzen blockiert. Ein weiterer Vorteil von Harpagosid ist, dass er von unserem Körper überdurchschnittlich gut aufgenommen wird.
Untersuchungen an der Universitätsklinik Frankfurt ergaben, dass mit Hilfe der Teufelskralle Rückenschmerzen teilweise effektiver bekämpft werden konnten als mit herkömmlichen Rheumamitteln. Die Nebenwirkungen waren in jedem Fall geringer. Auch die Kosten betrugen gerade mal ein Drittel der herkömmlichen Therapie.
Teufelskrallenpräparate (Arthrosetten H Kapseln, Dolo-Arthrodynat, Doloteffin, Harpagoforte ASmedic, Herbadon, Jucurba, Teufelskralle Kapseln R und Kai Fu) sind in der Apotheke erhältlich. Die Dosierung richtet sich nach den Packungsbeilagen.

# Schlafstörungen

## Symptome

Bei Schlafstörungen unterscheidet man Einschlaf-, Durchschlaf- und Ausschlafstörungen.
Alle drei Typen können auch in Kombinationen auftreten, doch dass jemand in der Nacht »kein Auge zukriegt« – wie oft behauptet wird –, ist überaus selten.

## Ursachen

Nicht immer ist Stress die Hauptursache für Schlafstörungen, auch wenn dies von den Betroffenen oft so empfunden wird.
Japanischen Untersuchungen zufolge begünstigt die Abschottung vom Erdmagnetfeld, wie sie in unserem »Betonzeitalter« zu beobachten ist, Schlafstörungen enorm. Diesen Mangel kann man durch Dauermagnete beheben, beispielsweise in Form magnetisierter Unterbetten.
Auf der anderen Seite reagieren manche Menschen sensibel auf elektromagnetische Felder, wie sie z. B. von elektronischen Weckern oder anderen Geräten ausgesendet werden. Manchmal hilft es, wenn man das Schlafzimmer komplett von elektronischen Geräten befreit.
Auch manche Krankheiten gehen mit Schlafstörungen einher. Dazu gehören Herzerkrankungen, Bluthochdruck, Asthma bronchiale und Erkrankungen des rheumatischen Formenkreises. Bestimmte Medikamente wie Beta-Blocker, Antibiotika, Aufputschmittel und Hormonpräparate (also auch die Antibabypille) können ebenfalls Schlafprobleme fördern, genauso wie der übermäßige Genuss von Alkohol und Zigaretten. Auch ein opulentes Mahl vor dem Zubettgehen beansprucht Magen und Kreislauf auf Kosten der Tiefschlafphasen.
Es kann auch vorkommen, dass Schlafstörungen bereits in der Kindheit verwurzelt sind. Wenn Eltern ihr Kind ins Bett schicken, wenn es ihnen lästig wird, kann dies zu einem verhängnisvollen Mechanismus der Schlaflosigkeit führen. Denn Befehle führen nicht selten zu Trotzreaktionen, und so kann es vorkommen, dass das Kind wohl ins Bett geht, dort aber mit allen Kräften wach zu bleiben versucht. Dieser Mechanismus kann sich bis ins Erwachsenenalter fortsetzen und dann zu schweren, chronischen Schlafstörungen führen.

## Mit Magneten heilen

Viele Schlafstörungen haben ihre Ursache darin, dass der Schlafsuchende vom Erdmagnetfeld abgeschottet ist, beispielsweise durch Stahlbetonbauten. Hier kann die Anschaffung magnetischer Unterbetten sinnvoll sein, die es mittlerweile im Fachhandel zu kaufen gibt.

Manchmal können Schlafstörungen auch behoben werden, wenn das Bett in eine Achse mit den beiden Erdpolen gestellt wird, wobei das Kopfteil nach Norden zeigen muss. Den Erdnordpol finden Sie problemlos mit dem Kompass heraus.

## Begleitende Maßnahmen

**Akupressur** Massieren Sie die folgenden Punkte jeweils 1 Minute pro Seite sanft mit Zeige- und Mittelfinger:

- »Das göttliche Tor«. Er liegt an der mittleren Handgelenkfalte unter dem Kleinfingerballen. Sie können ihn deutlich als Kuhle spüren.
- »Punkt der drei Yin«. Er liegt 5 Zentimeter oberhalb des inneren Fußknöchels. Massieren Sie diesen Punkt nur leicht, da die Knochenhaut dort sehr sensibel sein kann.
- »Schlaflosigkeit«. Dieser Akupressurpunkt sitzt in der Fersenmitte, etwa 1 Zentimeter vom hinteren Fersenrand entfernt.

**Aromatherapie** Schaffen Sie ein beruhigendes Raumklima – mit Duftölen wie Geranium, Kamille, Melisse, Sandelholz oder Ylang-Ylang. Sie können diese Düfte entweder im Raum versprühen (5 bis 8 Tropfen mit destilliertem Wasser vermischt), oder Sie können die ätherischen Öle in eine Duftlampe bzw. auf einen Duftstein geben.

**Die fünf goldenen Schlafregeln**

- Stehen Sie immer zur gleichen Zeit auf, und gehen Sie immer zur gleichen Zeit ins Bett. Halten Sie dieses Ritual möglichst auch am Wochenende ein.
- Schaffen Sie sich günstige Schlafbedingungen. Halten Sie das Schlafzimmer dunkel und ruhig, schaffen Sie sich ein genügend großes Bett an.
- Verzichten Sie auf Mittagsschlaf und Nickerchen.
- Schalten Sie ab, bevor Sie ins Bett gehen, d. h., vermeiden Sie am späten Abend geistige oder körperliche Kraftakte.
- Verzichten Sie nach Möglichkeit auf Alkohol, Zigaretten und Aufputschmittel.

# Schnupfen

## Symptome

Zu den typischen Schnupfensymptomen zählen eine tropfende Nase, Niesen sowie leichte Hals- und Rachenschmerzen. Gelegentlich kommt es auch zu Husten. Kommt noch Fieber hinzu, spricht man von einem grippalen Infekt.

## Ursachen

Erkältungen sind die Folge einer Virusinfektion der oberen Atemwege. Sie ist ansteckend, d.h., die Viren werden über Niesen, Husten oder Hautkontakt übertragen. Prinzipiell kann man zu jeder Jahreszeit eine Erkältung bekommen, doch im Winter ist die Ansteckungsgefahr besonders hoch. In den kalten Monaten kommt es öfter zu Unterkühlungen an den Füßen, woraufhin das vegetative Nervensystem die Durchblutung in den Atemwegen drosselt. Dadurch sinkt die Abwehrfähigkeit der dortigen Schleimhäute und die Schnupfenerreger haben es leichter, in den Organismus vorzudringen. Darüber hinaus steigt die Wahrscheinlichkeit, einen Schnupfen zu bekommen, unter längeren psychischen Belastungen um das Doppelte, da durch ständigen Stress das Immunsystem ebenfalls geschwächt wird.

## Mit Magneten heilen

Magnetfelder wirken entzündungshemmend, durchblutungsfördernd und schwach antibiotisch. Das Ein- und Ausatmen sowie das Abhusten von Schleim kann durch Magnetkräfte deutlich erleichtert werden.

## Begleitende Maßnahmen

**Schniefen statt Schnäuzen** Wer kennt sie nicht, die Mahnung, beim Schnupfen nicht die Nase hochzuziehen, sondern brav ins Taschentuch zu schnauben? Außerdem, so der weit verbreitete Tenor, werde beim Schnäuzen der Schleim besser gelöst. Doch das Gegenteil ist der Fall. Während beim Hochziehen ein Unterdruck entsteht, der das Sekret aus den Nebenhöhlen saugt, wird es beim Schnäuzen direkt in die Kieferhöhlen gedrückt. Also: Besser unschicklich schniefen, als unmedizinisch schnäuzen! Dieser Rat gilt vor allem für Menschen, die bereits Probleme mit den Nebenhöhlen haben.

## Die Anwendung

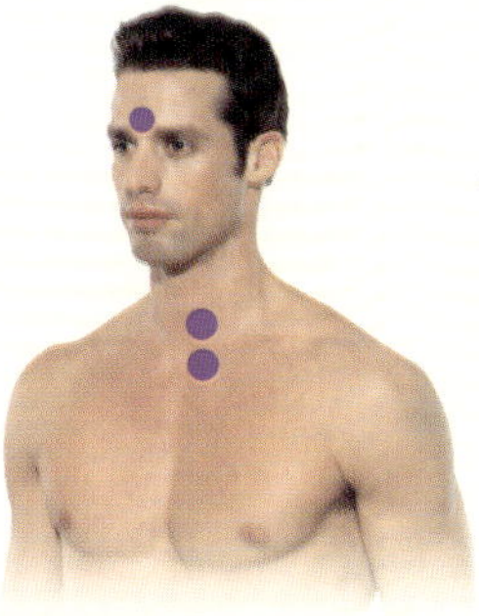

Sie benötigen insgesamt zwei bipolare Magnete (mit der Nordseite zur Haut), die auf die Kuhle zwischen den inneren Schlüsselbeinenden und dem Brustbein gesetzt werden. Sie verbleiben Tag und Nacht auf der Haut. Zur Nacht sollte noch ein weiterer Magnet zwischen den Augenbrauen auf die Stirn geklebt werden.
Als durchblutungsfördernde und antibiotische Maßnahme besitzen die Heilmagnete auch eine große Chance bei der Vorbeugung von Erkältungskrankheiten. Tragen Sie die Magnete an den oben angegebenen Stellen für ein bis zwei Stunden pro Tag, und den Viren und anderen Krankheitserregern wird es schwer gemacht, sich in den Atemwegen festzusetzen.

**Homöopathie** Aconit D30 hilft am besten zu Beginn der Erkältung. Es ist allerdings ein Erstmittel, darf also nicht zu lange verabreicht werden. Die ideale Dosierung beträgt 3-mal 5 Kügelchen im Abstand von 2 Stunden, und danach nichts mehr. In der Regel reicht diese Behandlung – zusammen mit den Magneten – für eine normale Erkältung vollkommen aus.
**Viel trinken!** Der Wasserbedarf ist bei Erkältungskrankheiten deutlich erhöht. Trinken Sie viel und regelmäßig, also auch dann, wenn Sie keinen Durst haben. Am besten eignen sich hierfür Kräutertees oder ein Gemisch aus stillem Mineralwasser und Fruchtsaft in einem Mischungsverhältnis von 4:1.
**Teebaumöl** Das australische Öl bekämpft die Erkältungserreger und aktiviert in Gestalt einer Aromatherapie das Immunsystem. 3 bis 5 Tropfen des Öls auf ein Taschentuch geben und mehrmals täglich zum Inhalieren an die Nase halten. Für die Nachtruhe können Sie 5 Tropfen Teebaumöl auf Ihr Kopfkissen geben, wenn Ihnen der Duft des Öls nicht unangenehm ist.

# Schulterschmerzen

## Symptome

Schmerzen im Schulterbereich werden durch Bewegungen des Schultergelenks meist verstärkt. Mitunter ist in den Schultergelenken auch ein Knacken zu hören.

## Ursachen

Die Schultergelenke reagieren sehr empfindlich auf häufiges Arbeiten über Kopf, wenn also die Arme über der Kopflinie bewegt werden müssen. Darüber hinaus treten auch häufig Dysbalancen zwischen den vorderen (Brust-)Muskeln und den hinteren (Schulterblatt-)Muskeln auf. Dadurch kommt es zu Fehlbelastungen im Schultergelenk. Außerdem gehören Schulterschmerzen neben Nackenbeschwerden zu den häufigsten Symptomen des Magnetfeld-Mangelsyndroms (»Magnetic-Field-Deficiency-Syndrome«, siehe Seite 19).

## Mit Magneten heilen

Zwei japanische Studien von 1980 untersuchten die Wirkung von Magnetpflastern auf etwa 400 Patienten, die an Schulterschmerzen litten. Die Patienten wurden in zwei Gruppen unterteilt: Die eine Gruppe erhielt eine Behandlung mit echten Magnetpflastern mit einer Stärke von 800 Gauß, die zweite Gruppe wurde lediglich mit gleich aussehenden, aber sehr schwachen Magnetpflastern (200 Gauß) behandelt.
Das Ergebnis: Aus der ersten Gruppe berichteten über 80 Prozent über Besserungen ihrer Beschwerden, in der zweiten Gruppe waren es hingegen nur etwa 40 Prozent.

## Begleitende Maßnahmen

**Borretschöl** Borretschöl enthält große Mengen an Gamma-Linolensäure, die durch ihren Einfluss auf den Prostaglandinspie-

### Die Anwendung

Testen Sie, welche Punkte im Schulterbereich besonders druckempfindlich sind. Genau auf diese Punkte werden dann wechselpolare Magnetfolien geklebt. Als Alternative kommen noch magnetische Schultermanschetten in Betracht, die es mittlerweile im Fachhandel zu kaufen gibt.

gel entzündliche Prozesse unterdrücken kann. In der Naturheilkunde wird die traditionsreiche Heilpflanze außerdem eingesetzt, um die Nebennierenfunktionen nach einer Kortisonbehandlung wiederherzustellen. Dadurch stellt Borretschöl eine wirksame Ergänzung zu den üblichen Heilmethoden bei Gelenkschmerzen dar, insofern es zumindestens einen Teil der Nebenwirkungen von Kortisonmedikamenten zu puffern vermag.
Borretschöl kommt am besten in Form von Präparaten aus der Apotheke zum Einsatz. Beachten Sie bei der Anwendung die Vorschriften auf den jeweiligen Packungsbeilagen.

**Brennnesselblätter (Urticae herba)** Das Brennnesselkraut enthält Substanzen, die gezielt in Schmerz- und Entzündungsprozesse eingreifen. Es eignet sich zur Kombination mit nicht steroidalen Schmerzmitteln wie ASS (Azetylsalizylsäure) und Diclofenac, um deren Dosis zu senken. Dies hat sich bei vielen Gelenkerkrankungen, insbesondere aber bei Arthritis, bewährt.

- Tee: 2 Teelöffel der getrockneten Brennnesselblätter mit 1 Tasse kochendem Wasser überbrühen. 12 Minuten ziehen lassen, anschließend abseihen. Etwa 3 Tassen täglich trinken. Als Alternative kommen Extrakte und Säfte aus dem Reformhaus und der Apotheke infrage. Die Dosierung richtet sich nach den jeweiligen Packungsbeilagen.
- Brennnesselsuppe (für 2 Personen): 4 Hand voll frische und junge Brennnesseltriebe waschen und in 300 Milliliter Rinderbrühe 10 Minuten lang bei mittlerer Hitze kochen lassen. Anschließend abseihen, den Sud beiseite stellen und die gekochten Brennnesseltriebe pürieren. 1/2 Zwiebel klein schneiden und in 1 Esslöffel erhitzter Butter glasig werden lassen. 1 Esslöffel Mehl hinzufügen und zu einer hellen Mehlschwitze anrühren. Mit 1/4 Liter kalter Milch aufgießen und glatt rühren. Den Brennnesselsud dazugeben und noch einmal 15 Minuten bei mittlerer Hitze kochen lassen. Anschließend die pürierten Brennnesseln in die Suppe geben. Vor dem Servieren mit etwas Salz und frisch gemahlenem schwarzen Pfeffer abschmecken und mit frischer Petersilie sowie 1 Esslöffel saurer Sahne garnieren.

# Sehnenentzündung

## Symptome

Sehnenentzündungen entwickeln sich schleichend und oft ohne sichtbaren Grund (wie etwa als Folge eines Unfalls). Die Sehne ist berührungsempfindlich und schmerzt vor allem dann, wenn sie nach einiger Zeit der Ruhe wieder belastet wird. Im fortgeschrittenen Stadium ist die Haut über der entzündeten Sehne deutlich gerötet.

## Ursachen

Sehnen übertragen die Kraft des Muskels auf die Knochen. Sie reagieren jedoch weitaus langsamer als die Muskeln auf Trainingsreize. Deshalb kommt es bei Sportarten mit relativ schneller Muskelentwicklung – z. B. Bodybuilding, Krafttraining, Gewichtheben, aber auch Tennis oder Leichtathletik – häufig zu einer Überlastung und infolgedessen auch zu einer Entzündung der Sehnen.
Sehnenentzündungen sind sehr schmerzhaft. Dadurch beeinträchtigen sie den Bewegungsablauf, was wiederum die Verletzungsanfälligkeit erhöht.

## Mit Magneten heilen

Sehnen – vor allem große Sehnen wie am Fuß und in der Schulter – sind relativ schlecht durchblutet. Dies erklärt, warum Sehnenentzündungen in diesem Bereich so hartnäckig sind und sich nur schwer beeinflussen lassen. Darüber hinaus entzieht sich das kompakte Sehnengewebe den herkömmlichen durchblutungsfördernden Gels und Salben.
Magnete haben es demgegenüber leichter. Ihre Kräfte durchdringen auch das Sehnengewebe, ohne dabei jedoch andere Gewebeteile zu reizen.
Die Heilwirkung von Magnetkräften bei Sehnenentzündungen ist klinisch belegt; allerdings wurde die betreffende Studie mit elektrischen Magnetfeldern durchgeführt.

## Begleitende Maßnahmen

**Ruhe!** Das betroffene Körperteil muss so lange ruhig gestellt werden, bis die Beschwerden deutlich nachgelassen haben. Das kann einige Wochen dauern. Danach sollten die durch die Ruhigstellung verkürzten Muskeln durch sanfte Gymnastik wieder elastisch gemacht werden.

### Die Anwendung

Die Anwendung erfolgt am besten über wechselpolare Magnetfolien, die auf der schmerzenden Sehne befestigt werden. Bei besonders kompaktem und massigem Gewebe wie etwa der Achillessehne empfiehlt sich eine Stärke des Magnetmaterials von mindestens 1,5 Millimeter (»forte«). Tragen Sie die Magnete so oft und so lange wie möglich, auch während der sportlichen Belastung!

**Sportartwechsel** Bei chronischen Sehnenbeschwerden hilft oft ein Wechsel zu einer Sportart mit anderen Bewegungsschwerpunkten. Das Interessante dabei ist, dass dieser Wechsel nicht dauerhaft sein muss. So gibt es Fußballspieler, die wegen Schmerzen an der Achillessehne zum Radfahren wechselten und ein Jahr später wieder Fußball spielten – ohne Probleme mit der Achillessehne. Das Fersensehnengewebe hatte durch die gleichförmigen Belastungen beim Radfahrtritt offenbar die notwendige Widerstandskraft bekommen, um auch beim Fußballspielen bestehen zu können.

**Homöopathische Mittel** Apis mellifica D6 hilft bei besonders hartnäckigen Entzündungen. Die Dosierung beträgt 3-mal täglich 1 bis 2 Tabletten.

Rhus toxicodendron D6 ist angezeigt, wenn der Schmerz bei Bewegung schwächer wird. Die Dosierung beträgt 3-mal täglich 1 bis 2 Tabletten.

Ruta D6 wirkt, wenn Verschlimmerungen der Beschwerden bei Feuchtigkeit, Kälte, Ruhe, im Stehen, Liegen und nachts auftreten. Die Dosierung beträgt 3-mal täglich 1 bis 2 Tabletten.

**Die richtige Vorbeugung** Grundsätzlich gilt für Sehnenentzündungen dasselbe wie für alle Sportverletzungen: Das Verletzungsrisiko sinkt, je besser der Sportler aufgewärmt ist.

Sorgen Sie für eine Grundlagenkondition (vor allem Kraft, Beweglichkeit und Ausdauer), bevor Sie mit einer technischen Disziplin beginnen.

Erlernen Sie die Bewegungsabläufe einer Sportart gewissenhaft und peinlich genau.

Tragen Sie keine Schuhe mit hohen Absätzen, da diese zur Verkürzung der Achillessehnen beitragen und dadurch das Entzündungsrisiko erhöhen.

# Sehnenscheidenentzündung

## Symptome

Die Sehnenscheidenentzündung ist eine typische Sportverletzung (Tennis, Badminton, Squash) der Unterarmsehnen. Im ersten Stadium schmerzt die Sehne nur nach schwerer und langer Anstrengung. In Ruhe verschwindet der Schmerz langsam. Im zweiten Stadium treten die Schmerzen vor allem zu Beginn sportlicher Bewegungsabläufe auf. Nach einer gewissen Aufwärmphase werden sie schwächer, doch nach Beendigung des Sports und in der Nacht verschlimmern sie sich. Im dritten Stadium werden die Schmerzen chronisch und halten auch noch tagelang nach dem Sport an.

## Ursachen

Bei der Sehnenscheide handelt es sich um einen Röhrenschutz für besonders stark beanspruchte und häufig geknickte Sehnen. Ihr Außenteil besteht aus einem spröden Gewebering, ihr Innenteil sondert einen Schleim ab, damit die Sehne besser gleiten kann. Die Sehnenscheide ist ein Schutzorgan. Ist sie verletzt, ist dies ein deutlicher Hinweis auf starke Überlastungen und falsche Bewegungsabläufe.

Sehnenscheidenentzündungen im Stadium 2 und 3 sind sehr schmerzhaft. Dadurch beeinträchtigen sie wiederum den Bewegungsablauf, was sie zu einem großen Risiko für andere Verletzungen macht.

## Mit Magneten heilen

Magnete haben bei der Sehnenscheidenentzündung in allen Stadien gute Chancen. Sie verringern die Schwellung in der Sehnenscheide und sorgen auf diese Weise dafür, dass die Sehne wieder besser gleiten kann. Die Zahl der Squash-, Tennis- und Golfspieler, die mit Magneten ihre Unterarmprobleme in den Griff bekommen haben, ist unüberschaubar. Die Wirksamkeit von Magnetfeldern auf den Heilungsverlauf von Sehnen- und Sehnenscheidenentzündungen ist aber auch klinisch belegt.

## Begleitende Maßnahmen

**Ruhe!** Eine Ruhigstellung, bis die Beschwerden deutlich nachgelassen haben, ist sehr wichtig. Das kann bei Sehnenscheidenentzündungen, die das 2. oder

### Die Anwendung

Befestigen Sie eine oder zwei wechselpolare Magnetfolien genau dort, wo die Sehne schmerzt. Als Alternative kommen aber auch magnetische Unterarmmanschetten in Betracht, die der Fachhandel mittlerweile zu bieten hat (»Elbow Support« oder – etwas kleiner – »Universal Elbow«; für das Handgelenk »Wrist Splint«).

das 3. Stadium erreicht haben, durchaus einige Wochen dauern. Starten Sie nach der Pause zunächst einmal mit Gymnastik, um die durch die Ruhigstellung verkürzten Muskeln wieder elastisch zu machen.

**Bewegungstest** Überprüfen Sie Ihre Bewegungsabläufe. Gerade bei Golf- und Tennisspielern werden Sehnenscheidenentzündungen oft durch falsche Bewegungsabläufe verursacht.

**Homöopathische Mittel** Apis mellifica D6 hilft bei besonders hartnäckigen Entzündungen. Die Dosierung beträgt 3-mal täglich 1 bis 2 Tabletten.

Arnica D6 mindert die Schwellung und sollte möglichst unmittelbar nach dem Training oder Wettkampf eingenommen werden. Die Dosierung beträgt 3-mal täglich 5 bis 10 Tropfen.

Rhus toxicodendron D6 ist angezeigt, wenn der Schmerz bei Bewegung schwächer wird. Die Dosierung beträgt 3-mal täglich 1 bis 2 Tabletten.

Ruta D6 wirkt, wenn sich die Sehne anfühlt, als wäre sie verkürzt. Die Dosierung beträgt 3-mal täglich 1 bis 2 Tabletten.

**Die richtige Vorbeugung** Grundsätzlich gilt für Sehnenscheidenentzündungen dasselbe wie für alle Sportverletzungen: Das Verletzungsrisiko sinkt, je besser der Sportler aufgewärmt ist.

Eine gute Kondition ist die Grundlage für saubere Bewegungsabläufe. Wer zehn Jahre lang keinen Sport mehr gemacht hat, sollte sich erst eine konditionelle Grundlage (vor allem Kraft, Beweglichkeit und Ausdauer) verschaffen, bevor er mit technischen Disziplinen beginnt.

Erlernen Sie die Bewegungsabläufe einer Sportart gewissenhaft und peinlich genau. Wer sich Tennis, Squash, Badminton u. Ä. nach dem Prinzip »Hauptsache, es funktioniert« beibringt, wird schon bald Sehnenprobleme bekommen.

# Spannungs-kopfschmerzen

## Symptome

Der Schmerz verteilt sich vom Hinterkopf aus diffus über die gesamte Schädeldecke. Nachts lassen die Schmerzen nach.

## Ursachen

Spannungskopfschmerzen haben meistens psychische Ursachen. Die Betroffenen machen für ihre Beschwerden häufig den beruflichen Stress verantwortlich – eine Einschätzung, die auch wissenschaftlich gestützt wird. Termindruck, Angst vor Kündigung oder Konflikte mit Kollegen setzen Stressreaktionen in Gang, die u. a. auch darin münden können, die Nackenmuskulatur fortwährend anzuspannen. Diese chronische Anspannung führt schließlich zu schmerzhaften Muskelhärten, die sich bis zum Kopf erstrecken können. Außerdem verschlechtert der dauernde Muskeldruck die Durchblutung in Richtung Kopf.

## Mit Magneten heilen

Die Behandlung von Spannungskopfschmerzen gehört zu den Stärken der Magnettherapie. Sie sorgt für eine Entspannung der problematischen Muskeln und dämpft den Durchfluss von Schmerzsignalen in den Nervenbahnen. Es gibt auch zahlreiche wissenschaftliche Belege zur Wirksamkeit magnetischer Felder auf Spannungskopfschmerzen; sie wurden allerdings mit elektronischen Magnetsystemen durchgeführt.

## Begleitende Maßnahmen

**Haltungskorrekturen** Neben Magnetanwendungen sollten im Arbeitsalltag Haltungskorrekturen vorgenommen werden, um die Muskeln im Nacken- und Kopfbereich vor einseitigen Belastungen zu schützen. So sollte man während körperlich monotoner Arbeiten häufiger eine Pause einfügen. Darüber hinaus empfiehlt sich die Anschaffung eines Stuhls mit dynamischer Rückenlehne – auch wenn er teuer ist und vom Arbeitgeber nicht bezahlt wird. Bei Arbeiten über Kopf sollte eine Leiter oder ein Hocker benutzt werden. Bei notwendigen Drehbewegungen ist es besser, sich mit dem ganzen Körper zu drehen. Abrupte Bewegungen des Kopfes sollten vermieden werden.

### Die Anwendung

Die Behandlung erfolgt über wechselpolare Magnetfolien, die auf beiden Seiten oberhalb des Schläfenknochens, etwa zwei Finger breit neben den Augen, aufgesetzt werden. Zusätzlich ist es sinnvoll, zwei wechselpolare Magnetfolien auf die Nackenmuskeln zu setzen. Die Folien am Nacken verbleiben Tag und Nacht auf der Haut, die Folien am Kopf werden nachts abgenommen.

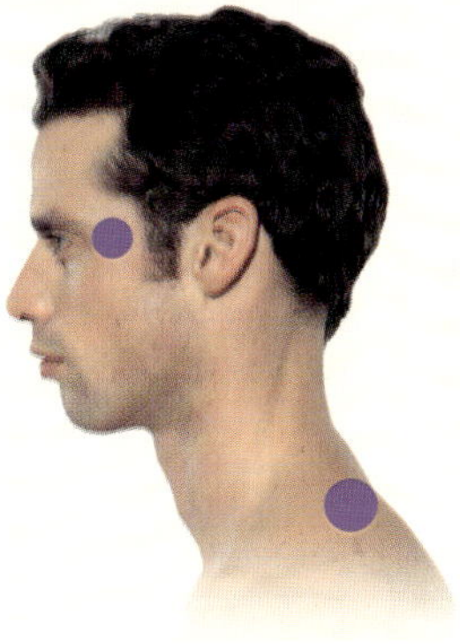

Automatische körperliche Ausgleichsreaktionen wie Gähnen, Zukneifen der Augen oder Streckbewegungen sollten nicht aufgrund falsch verstandener Disziplin unterdrückt, sondern bewusst zugelassen werden. Wer beruflich häufiger anderen Menschen gegenübersitzen muss, kann mit dem richtigen »Gesprächswinkel« wirksame Kopfschmerzprophylaxe betreiben. Der Besucher wird hierzu nicht frontal gegenüber platziert, sondern im 90-Grad-Winkel am Schreibtischrand. Dadurch wird die mimische Muskulatur entlastet, und die Halsmuskulatur bekommt durch abwechselnde Rotationsbewegungen die Chance, sich zu entspannen.

**Pfefferminzöl** Jüngste Untersuchungen der Universität Kiel zeigen, dass Pfefferminzöl – oberhalb der Schläfen mehrmals täglich leicht einmassiert – Kopfschmerzattacken lindert. In seiner Wirksamkeit reicht das Öl dabei sogar an die bekannten Schmerzmittel ASS und Paracetamol heran.

**Homöopathie** Nux vomica D6 hilft bei Kopfschmerzen, die durch Stress verursacht werden, und bei Kopfschmerzen, die durch starken Nikotinkonsum ausgelöst werden. Nehmen Sie stündlich 5 Globuli (Kügelchen) oder 1 Tablette, bis eine deutliche Besserung der Beschwerden eintritt. Die Präparate erhalten Sie in Apotheken.

# Tennisellbogen

## Symptome

Beim Tennisellbogen handelt es sich um eine Entzündung am Ansatz der Unterarmmuskulatur am Ellbogengelenk. Die Entzündung kann sich auf die dortigen Sehnen oder Sehnenscheiden beschränken, sie kann aber auch auf den angrenzenden Schleimbeutel ausstrahlen.
Die Schmerzen strahlen in den Unterarm am äußeren Ellbogen aus. Der Unterarm kribbelt, die Muskulatur wird relativ schnell müde; sogar Tätigkeiten wie das Schreiben werden als Belastung empfunden.

## Ursachen

Verursacht werden diese Veränderungen meistens durch eine falsche Spieltechnik beim Tennis oder durch eine Überlastung.
Der Tennisellbogen kann auch erfahrene Tennisspieler treffen, die beim Spielen verkrampfen. Die Hände greifen den Schläger fester als sonst und setzen dadurch die Sehnen einer stärkeren Belastung aus.
Neben Tennisspielern werden vor allem Hausfrauen, Kfz-Mechaniker und Golfspieler vom Tennisellbogen heimgesucht. Manchmal wird die Krankheit auch durch eine Entzündung an einer anderen Stelle im Körper (z. B. an den Zähnen) verursacht.

## Mit Magneten heilen

Der Tennisellbogen hat aufgrund seiner Hartnäckigkeit schon so manchen Tennis- und Golfspieler zur Verzweiflung gebracht. Mit der Magnettherapie hat man hier eine echte Behandlungsalternative. Die Magnetkräfte wirken auch auf jene Gewebeteile im Ellbogen (Sehnen und Sehnenansätze), die für Salben oder Gels unerreichbar sind. Sie fördern die Durchblutung und wirken schmerz- und entzündungshemmend.
Gerade professionelle Tennis- und Golfspieler, die Ellbogen- und Unterarmprobleme hatten, haben den derzeitigen Magnetboom in den USA ausgelöst. Sie sind gewissermaßen die »Gewährsleute der ersten Stunde« in der Geschichte der modernen Magnettherapie.

## Begleitende Maßnahmen

**Homöopathie** Apis mellifica D6 hilft bei besonders hartnäckigen Entzündungen. Die Dosierung

## Die Anwendung

Befestigen Sie eine oder zwei wechselpolare Magnetfolien genau dort, wo der Ellbogen schmerzt. Als Alternative kommen auch magnetische Unterarmmanschetten in Betracht, die der Fachhandel mittlerweile zu bieten hat (»Elbow Support« oder – etwas kleiner – »Universal Elbow«).

beträgt 3-mal täglich 1 bis 2 Tabletten. Rhus toxicodendron D6 ist angezeigt, wenn der Schmerz bei Bewegung schwächer wird. Die Dosierung beträgt 3-mal täglich 1 bis 2 Tabletten.

**Bienengiftsalbe und Eisabreibung** Bienengiftsalbe zieht die Entzündung aus dem Körper, die anschließende Eisabreibung »versiegelt« die gereizten Blutgefäße und Nerven.

Bestreichen Sie die schmerzende Stelle mit Bienengiftsalbe (aus der Apotheke), und wickeln Sie einen wärmenden Verband um den Ellbogen. Nach etwa 30 Minuten entfernen Sie den Verband mitsamt der Salbe. Reiben Sie den Ellbogen dann 10 Minuten lang mit Eis ab – am besten, indem Sie Wasser in einem Joghurtbecher einfrieren und das Eis – wie bei einem Lippenstift – langsam aus dem Becher herausdrücken. Wiederholen Sie die Anwendung mindestens 2-mal pro Tag.

**Die richtige Vorbeugung** Die Bespannung und Griffstärke Ihres Schlägers sollte genau zu Ihren individuellen Bedürfnissen passen. Mindestens genauso wichtig ist aber, sich von falschen Vorbildern zu verabschieden. Die einhändige, durchgezogene Rückhand von Boris Becker beispielsweise ist für normale, untrainierte Anfänger eher ungeeignet; da ist die beidhändige »Schieberückhand« des Olympiasiegers Miloslav Mecir gelenkschonender und möglicherweise genauso effektiv.

Erlernen Sie die Bewegungsabläufe einer Sportart gewissenhaft und peinlich genau. Wer sich Tennis, Squash, Badminton u. Ä. nach dem Prinzip »Hauptsache, es funktioniert« beibringt, wird schon bald Sehnenprobleme bekommen.

Bleiben Sie bei Ihren Leisten! Erst müssen Sie das Grundlinienspiel beherrschen, bevor Sie gelegentlich einen Ausflug zum Volleyspiel ans Netz machen dürfen.

# Tinnitus

## Symptome

Ohne äußeren Anlass stellen sich im Ohr Geräusche ein, die in Klang und Lautstärke sehr unterschiedlich sein können. Mitunter ist auch die Klangwahrnehmung verzerrt. Büßt der Betroffene außerdem noch einen Teil seines Hörvermögens ein, liegt möglicherweise ein Hörsturz mit Tinnitus vor.

## Ursachen

Als gesichert gilt mittlerweile, dass Tinnitus mit einer Schädigung der Sinneszellen – der so genannten Haarzellen – beginnt. Die Betroffenen büßen also mehr oder weniger große Anteile ihres Hörvermögens ein. Im Gegensatz zum Hörsturz sind diese Anteile beim Tinnitus in der Regel eher klein. Sie reichen aber aus, um in den Schallverarbeitungsstellen des Gehirns Reaktionen in Gang zu setzen, die zum Ohrensausen führen. Für die Schädigungen am Innenohr kommen die unterschiedlichsten Ursachen infrage. Sie reichen von Infektionen über Bluthochdruck bis zu Halswirbelblockaden oder schlichtem Lärm.

## Mit Magneten heilen

Magnetkräfte verbessern die Versorgungssituation im Innenohr. Außerdem sind sie teilweise in der Lage, die Übertragung überflüssiger Signale zum Gehirn zu unterdrücken. Studien mit elektrischen Magnetfeldern ergaben bei chronischen Tinnituspatienten in 70 Prozent der Fälle eine deutliche Besserung. Allerdings können diese Beobachtungen nicht ohne weiteres auf Dauermagnete übertragen werden. Die Chancen der Magnettherapie sind dann am größten, wenn der Tinnitus noch nicht länger als ein halbes Jahr andauert und möglicherweise eine verbesserte Durchblutung im Innenohr helfen kann. Bei länger anhaltendem Tinnitus ist das Tinnitus-Retraining als chancenreicher einzuschätzen.

## Begleitende Maßnahmen

### Das tägliche Tinnitus-Retraining

Das Grundprinzip des Tinnitus-Retrainings besteht darin, unsere Ohren möglichst lange mit unkorrelierten, d. h. bedeutungslosen Reizen zu stimulieren. Auf diese Weise soll das Gehirn wieder lernen, die Tinnitustöne herauszufiltern.

## Die Anwendung

Die Anwendung erfolgt über wechselpolare, möglichst kleine Magnetfolien, die nicht größer als 50 Millimeter sind und direkt vor dem Gehörgang befestigt werden. Tagsüber werden Sie die Magnetfolien aus optischen Gründen kaum tragen können. Legen Sie die Magnete also überwiegend nachts an, und versuchen Sie darüber hinaus dennoch, die Folien auch für mehrere Stunden am Tag zu tragen.

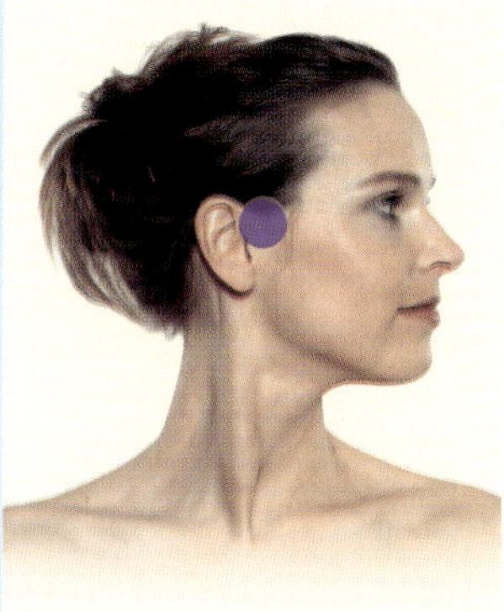

Wichtig ist, dass die Beschallung, die aufgebaut wird, deutlich leiser ist als das Ohrensausen. Der Kampf zwischen dem Tinnitus und den Schallreizen aus der Umwelt muss geführt werden, damit das Gehirn auch wirklich umdenken lernt. Es geht also nicht darum, den Tinnitus mit anderen Geräuschen zu maskieren. Es reicht aus, wenn die Beschallung gerade noch für uns hörbar ist.

Außerdem müssen die Geräusche möglichst monoton klingen, so dass sie uns wohl beruhigen, ansonsten aber für unser Gehirn eher uninteressant sind. Einige Musikrichtungen wie etwa gregorianische Gesänge oder chinesische bzw. indische Musik mit Harfen oder dergleichen erfüllen dieses Kriterium. Optimal ist aber das Plätschern eines Zimmerspringbrunnens, das Rauschen eines belaubten Baums, die nahe Meeresbrandung, das ferne Säuseln einer gut befahrenen Straße oder ein auf Rauschen eingestelltes Radio.

Wichtig ist weiterhin, dass die Beschallung möglichst konstant aufgebaut wird. Am Anfang sollten es sechs Stunden pro Tag, später können es auch vier Stunden sein. Da es sich dabei nicht um konzentriertes Arbeiten handelt, sondern lediglich darum, das Gehirn durch Hintergrundgeräusche zu überlisten, ist das Training auch mehrere Stunden am Tag möglich.

# Venenerkrankungen

## Symptome

Die Beine sind geschwollen und fühlen sich schwer an, bei oberflächlichen Venen zeigt sich eine Rötung und Entzündung der Haut. Typisch ist das Brennen in den Beinen, vor allem nach längerem Stehen.
40 Prozent aller Männer und über 50 Prozent aller Frauen haben kranke Venen, bei 15 Prozent lassen sich ausgeprägte Krampfadern feststellen. Der unauffällige Beginn der Erkrankungen bringt es mit sich, dass die Betroffenen oft zu spät gegensteuern. Dadurch kann es zu ernsthaften Problemen wie Wasseransammlungen in Unterschenkeln und Knöcheln oder zu offenen Unterschenkelgeschwüren kommen.

## Ursachen

Die bisherige medizinische Lehrmeinung lautet, dass Venenerkrankungen durch eine Überfüllung des Venensystems in den Beinen hervorgerufen werden. Nach heutiger wissenschaftlicher Erkenntnis müssen bei Venenerkrankungen aber auch die aktiven Leistungen der Gefäßwand selbst betrachtet werden. Hier steht vor allem die Gefäßinnenwand, das so genannte venoläre Endothel, im Blickpunkt. Es kontrolliert normalerweise den Stoffaustausch zwischen dem venösen Blut und dem umliegenden Gewebe. Doch die Endothelschicht – vor allem in den kleinen Venen – ist überaus anfällig für Gifte, Infekte und andere störende Einflüsse. Dadurch wird sie immer wieder durch Zellen des Immunsystems attackiert. Es kommt zu Entzündungen und Schädigungen, die Kontrollfunktionen der Gefäßinnenwand werden stark eingeschränkt. Die Folge ist, dass der Stoffaustausch aus dem Gleichgewicht gerät. Aus dem venösen Blut wird Wasser in das umliegende Gewebe gedrückt, und die Fließeigenschaft des Bluts wird derart nachteilig beeinflusst, dass schließlich auch die großen Venen Probleme bekommen, es abzutransportieren.
Eine sinnvolle Therapie sollte bei Venenerkrankungen also über die klassischen Behandlungsmethoden (Kompressionsstrümpfe, Operationen) hinausgehen und auch die geschädigten Venenin-

nenwände stabilisieren. Gerade dabei haben Magnete große Therapiechancen.

### Mit Magneten heilen

Heilmagnete hemmen Entzündungen und wirken der Ausbildung von Wasseransammlungen im Gewebe entgegen. Außerdem verbessern sie die Funktionstüchtigkeit der Venenwände. In einer Laborstudie konnte ferner gezeigt werden, dass Dauermagnete die Fließeigenschaften des Bluts verbessern.
Schon wenige Tage nach Beginn der Magnetanwendung ist ein deutliches Nachlassen der Spannung im geschwollenen Gewebe zu spüren. Bereits bestehende Krampfadern können mit Magneten natürlich nicht mehr beeinflusst werden.

### Die Anwendung

Die Therapie erfolgt über wechselpolare Magnetfolien, die auf die schmerzenden Stellen gesetzt werden. Aufgrund des meist länglichen Entzündungsverlaufs empfehlen sich rechteckige Folienformen. Die Magnete sollten möglichst Tag und Nacht getragen werden.

### Begleitende Maßnahmen

- Viel Laufen, Gehen, Treppensteigen in zügigem Tempo, damit die Blutzirkulation wieder in Gang kommt und die Muskeln das Blut aus den Adern pressen (Stimulation der so genannten Muskelpumpe). Dynamische Ausdauersportarten wie Schwimmen und Joggen sollten gegenüber Kraftsportarten wie Bodybuilding bevorzugt werden.
- Langes Stehen und Sitzen mit übergeschlagenen Beinen vermeiden. Öfter die Beine hochlegen – auch nachts! Bei längerem Sitzen Beine und Füße bewegen und zwischendurch immer wieder einmal aufstehen.
- Beine täglich kalt duschen, und in kaltem Wasser in der Dusche oder Badewanne treten.
- Übergewicht langsam, aber stetig reduzieren.
- Stützstrümpfe tragen, wann immer es möglich ist.
- Es ist wissenschaftlich belegt, dass Extrakte aus Rosskastanien und Schnurbaum die Venenwände stabilisieren. Man erhält die Präparate in der Apotheke. Zunächst sollte aber der Versuch gemacht werden, die Venenwände ausschließlich mit Hilfe der Magnete zu stabilisieren.

# Zahnschmerzen

## Symptome

Der pochende Schmerz an einem oder mehreren Zähnen verstärkt sich meist beim Kontakt mit heißen oder kalten Speisen.

## Ursachen

Hauptursache sind Kärieslöcher im Zahnschmelz. Aber auch Zahnfleischschwund, eingeklemmte Essensreste sowie entzündete oder überempfindliche Zahnnerven können Schmerzen verursachen. Dauern Zahnschmerzen länger als drei Tage an, sollten Sie auf jeden Fall einen Zahnarzt aufsuchen.

## Mit Magneten heilen

Die lindernde und wohltuende Wirkung von Dauermagneten bei Zahnschmerzen konnte in einer wissenschaftlichen Studie belegt werden. Nach dem heutigen Wissensstand deutet vieles darauf hin, dass Magnete direkt in die Reizübermittlung unserer Schmerzwahrnehmung eingreifen. Nichtsdestoweniger sollten ihre Möglichkeiten im Hinblick auf Zahnschmerzen nicht überschätzt werden. Karieslöcher können selbst Magnete nicht zum Verschwinden bringen. Hier ist ein Besuch beim Zahnarzt leider unvermeidlich.

## Begleitende Maßnahmen

**Salzwasserspülungen** 1 Teelöffel Speisesalz in 1 Glas Wasser (etwa 200 Milliliter) rühren und mit dieser Lösung mehrmals täglich den Mund ausspülen. Diese Anwendung sollte vor allem nach den Mahlzeiten erfolgen; dadurch werden mögliche Essensreste aufgeweicht und fortgespült. Das Salz wirkt außerdem keimtötend und auch leicht entzündungshemmend.

**Nelkenöl** Das Öl der Gewürznelke wirkt antibiotisch sowie schmerz- und entzündungshemmend. Die entsprechenden Präparate erhalten Sie in der Apotheke. Bevorzugen Sie Produkte, in denen das Nelkenöl als Mono-

### Die Anwendung

Befestigen Sie eine runde wechselpolare Magnetfolie genau auf jener Stelle der Wange, unter der es schmerzt. Die Magnetkräfte haben keine Probleme, durch die Wangenmuskeln bis zum kranken Zahn durchzudringen.

substanz enthalten ist und nicht mit anderen Heilpflanzen kombiniert wurde.

Verstreichen Sie das Nelkenöl mit einem Wattestäbchen auf den schmerzenden Stellen. Bei schweren Schmerzen können Sie das Öl auch direkt auf den Zahn träufeln.

**Eisakupressur** Reiben Sie einen Eiswürfel an der Stelle der Hand, an der sich Daumen- und Zeigefingerknochen treffen. Die Dauer der Anwendung beträgt etwa 5 Minuten.

Eine kanadische Studie fand heraus, dass diese Eisakupressur bei Zahnschmerzen eine Erfolgsquote von 60 bis 90 Prozent hat, weil sie genau den Nervenweg betäubt, auf dem normalerweise auch der Zahnschmerz »transportiert« wird.

**Die richtige Vorbeugung**

- Pflegen Sie Ihre Zähne. 2-mal Zähneputzen pro Tag (nach den Mahlzeiten) ist ein absolutes Muss, besser ist 3-mal. Wichtig ist, dass die Zeit fürs Zähneputzen insgesamt 7 Minuten pro Tag beträgt. Zusätzlich sollte 1- bis 2-mal pro Woche auch Zahnseide zum Einsatz kommen, um Essensreste zischen den Zähnen zu beseitigen.
- Gehen Sie 2-mal pro Jahr zum Zahnarzt – zur Kontrolle und um sich den Zahnstein entfernen zu lassen.
- Essen Sie weniger zuckerreiche Speisen. Wenn Sie es doch nicht lassen können, feiern Sie wenigstens echte Orgien: Eine Tafel Schokolade auf einmal setzt Ihre Zähne weniger unter Zuckerbeschuss als viele kleine Schokosnacks über den Tag verteilt.
- Benutzen Sie fluoridhaltige Zahnpasten, da diese den Zahnschmelz kräftigen. Trinken Sie außerdem grünen oder schwarzen Tee – diese Teesorten enthalten erheblich mehr Fluor als etwa Kaffee.
- Zuckerfreie Kaugummis fördern die Produktion von desinfizierendem Speichel und entfernen Essensreste.
- Für den Zahnaufbau bei Kindern bietet sich eine homöopathische Kur an. Morgens 1 Messerspitze Apatit-D6-comp.-Pulver und abends 1 Messerspitze Conchae-Pulver 5 % (natürliches Kalziumkarbonat) einnehmen. Nach einer Einnahme von 4 Wochen und anschließenden 3 Wochen Pause beginnt die Anwendung von neuem.

**Über den Autor**

*Dr. Jörg Zittlau* hat Philosophie, Biologie und Sportmedizin studiert und arbeitet heute als freier Wissenschaftsjournalist mit den Schwerpunkten Alternativmedizin, Psychologie und Ernährung.

**Hinweis**

Das vorliegende Buch ist sorgfältig erarbeitet worden. Dennoch erfolgen alle Angaben ohne Gewähr. Weder Autor noch Verlag können für eventuelle Nachteile oder Schäden, die aus den im Buch gemachten praktischen Hinweisen resultieren, eine Haftung übernehmen.

**Bezugsquellen**

- BIO-PAINflex® Medical Magnetics Deutschland GmbH, Heidkämpe 15, 28816 Stuhr, Tel. und Fax: 07 00/72 46 35 39; Freecall: 08 00/72 46 35 39 (Bestellservice und Informationen)
- Galerie fit & gesund, Mittelweg 19, 20148 Hamburg, Tel. und Fax: 0 40/4 10 65 19.
- PAINflex®-Magnete sowie wechselpolare Magnetfolien sind außerdem in Apotheken erhältlich.

**Literatur**

*Hannemann, Holger:* Energiemedizin. Ariston Verlag. München 1995

*Rickert, Ulrich:* Magnete besiegen den Schmerz. Goldmann Verlag. München 1986

*Stiftung Warentest:* Handbuch – Die andere Medizin. Berlin 1996

*Tierra, Michaela:* Heilen mit Magneten. Windpferd Verlag. Aitrang 1998

*Zittlau, Dr. Jörg:* Schmerzen lindern mit Magneten. Südwest Verlag. München 2000

*Zittlau, Dr. Jörg:* Schmerzmittelersatzstoffe. Südwest Verlag. München 1998

**Bildnachweis**

AKG, Berlin: 5, 8; Jump, Hamburg: 32 (Kristiane Vey); Südwest Verlag, München: Titel (Ute Schönenburg), 13 (N.N.), 21, 24 (Susanne Kracke), 35, 39, 41, 51, 53, 59, 68, 73, 77, 83, 91, 97, 105, 109 (Michael Nagy)

**Impressum**

Der Südwest Verlag ist ein Unternehmen der Ullstein Heyne List GmbH & Co. KG, München.

3. Auflage 2003



Redaktion und Projektleitung:
Ernst Dahlke
Redaktionsleitung und medizinische Fachberatung:
Dr. med. Christiane Lentz
Bildredaktion:
Gabriele Feld, Tanja Nerger
Produktion:
Angelika Kerscher,
Gabriele Kutscha
Umschlag:
Reinhard Soll
Satz/DTP:
Matthias Liesendahl

Druck und Bindung:
Druckerei Uhl, Radolfzell

Gedruckt auf chlor- und säurearmem Papier

ISBN 3-517-06314-2

**A**kupressur 53, 73, 95, 113
Akupunktur 20, 43, 73
Allergien 38
Aromatherapie 83, 95
Arthritis 23, 29, **34f.**
Arthrose **36f.**
Asthma bronchiale **38f.**, 94
Augenentzündungen 7
Augenmasken, magnetische 60, 89
Aura 72
Autogenes Training 43
Autoimmunkrankheiten 34

**B**akterien 5, 12
Bienengiftsalbe 107
Blasenentzündung **40f.**
Blutdruck 30f., 94, 108
Borretschöl 99
Brandwunden 7
Brennnesselblätter 37, 99

**D**auermagnete 6ff., 24f., 27f., 51, 70, 72
Depressionen 8, 17, 42
Diabetes mellitus 26, 36, 78, 86
Durchblutung 13f., 16, 26, 28, 34, 38, 44, 56f., 66, 75f., 78, 104, 107

**E**inlegesohlen, magnetische 30, 47, 57
Elektronenwanderung 6, 11
Elektronische Magnete 6
Elektroschockbehandlung 18
Entzündungshemmung 15f., 31, 66
Epilepsie 27
Erbrechen 48, 60, 68, 72
Ernährung 34, 36f., 48, 69, 72, 90
Erschöpfung, chronische 19, 30

**F**angopackungen 65, 75
Fersenschmerzen 23
Fibromyalgie 19, **42f.**
Fieber 31, 48, 68, 96
Finger-/Armschmerzen **44f.**
Flüssigkeitszufuhr 41, 61, 69, 79, 97
Frostbeulen **46f.**

**G**allenblasenentzündung **48f.**
Gelenkarthrose → Arthrose
Gelenkschmerzen 23, 34, 36
Gymnastik 81

**H**all-Effekt 14
Handschuhe
– elastische 45
– magnetische 57
Heilerde 90
Heilmagnete 19, 28ff.
Herz-Kreislauf-Erkrankungen 13f., 94
Herzinfarkt 13
Herzrhythmusstörungen 27
Herzschrittmacher 27
Hexenschuss 19, 29, **50f.**
Homöopathie 46, 51, 54f., 57, 59, 63, 65, 67, 69, 75, 77, 79ff., 83, 86f., 89, 97, 101, 103, 105ff., 113
Hormonspiegel 12, 19, 56f.
Hörsturz 26
Husten 31, **52f.**, 96

**I**mmunabwehr 19, 34, 96f.
Impotenz 30, 54
Ingwer 61
Inhalationen 52f.
Ischiasleiden **54f.**

**J**ohanniskraut(öl) 76f., 83, 87

**K**alte Füße/Hände 31, **56f.**
Kältekompressen 80
Karpaltunnelsyndrom 24, **58f.**
Katerkopfschmerzen **60f.**
Kaudasyndrom 54
Kinder und Migräne 72
Kinderlähmung (Poliomyelitis) 23
Knieentzündungen **62f.**
Knochenbrüche 15
Knochenhautentzündung **64f.**
Koffein 39
Kompass 4, 6f., 31
Konzentrationsschwäche 30f., 70
Kopfschmerzen 15, 19, 28, 60
Koriander 61
Kortisol 12f., 15
Kortison 12f., 99
Krampfadern 14 → Venenerkrankungen
Krebserkrankungen 5, 18f., 27, 30
Kurkuma 49
Kü-Ka-Lei-Wa-Gemüsesuppe 91

**L**äuferknie **66f.**

**M**agenschmerzen **68f.**
Magnesium 60f.
Magnetfeld-Mangelsyndrom (MFDS) 19, 98
Magnetfelder 6, 11f., 15f., 18f.

Magnetfolien 14f., 21f., 26, 29ff., 35, 37, 39, 41, 43, 45, 47, 49, 51, 53, 55, 57, 59f., 63f., 67f., 71, 74, 77, 79ff., 83, 86, 89, 91, 93, 98, 101, 105, 109, 111f.
Magnethandschuhe 45, 47
Magnetismus 4f., 7, 11
 – und Krankheit 11
 – Wesen 6
Magnetit 7, 16f.
Magnetpflaster 19, 21ff., 28, 30, 72f., 98
Magnetschmuck 31
Magnetstreifen 17
Magnettherapie 6, 12, 20f.
 – Geschichte 7ff.
Magnettunnel 15
Massagen 76f.
Matratzen, magnetische 30
Menstruationsbeschwerden 24f., 29, 70f.
Mesmer, Anton 9
Mesmerismus 9f.
Migräne 28, **72f.**
Müdigkeit 30f.
Muskelhartspann **74f.**
Muskelkater 29, **76f.**, 80
Muskelkrämpfe **78f.**
Muskelrelaxation nach Jacobson 43
Muskelschmerzen 19, 22f.
Muskelsteifheit 29
Muskeltraining 63
Muskelzerrung 29, **80f.**

Nacken-Schulter-Syndrom 29
Nackenverspannungen 19, **82f.**, 104
Narben 16, 29, **84f.**
Naturheilverfahren 20ff.
Nelkenöl 112f.
Neuralgien 19, 86f.
Nord-Süd-Feld 16f.

Ödeme 58f.
Öle, ätherische 49, 75f., 83, 95

Pestwurz 72f.
Pfefferminzöl 105
Plazebomethode 18, 20ff.
Prellungen 29, **88f.**
Psyche 34, 38, 42, 68, 70, 74, 78, 82f., 90, 96, 104

Quantron-Resonanz-System 28

Raynaud-Syndrom 56
Reizmagen **90f.**
Rheumatische Erkrankung 12ff., 19, 36, 42, 94
Rollkur 91
RSI (Repetitive Strain Injury) 44
Rückenmanschette, magnetisierte 51, 55
Rückenschmerzen 25f., 29, 36, **92f.**

Salze, basische 35
Salzwasserspülung 112
Sauerstoffpartialdruck 14
Schlafstörungen 16f., **94f.**
Schmerzbehandlung 9, 15, 22ff.
Schnupfen **96f.**
Schulterschmerzen 22, **98f.**
Schwangerschaft 27, 58
Schwindel 26, 60, 72, 92
Sehnenentzündung 45, **100f.**
Sehnenscheidenentzündung **102f.**
Sehnenschmerzen 22f.
Spannungskopfschmerzen 29, **104f.**
Sprachstörungen 72
Starkstromleitungen 26f.
Stoffwechselstörungen 12, 58
Stress 17, 38f., 48, 56, 75, 80, 90, 96, 104f.
Strommagnete 28

Teebaumöl 40f., 46f., 97
Tees 49, 61, 69, 71, 87, 91, 97, 99, 113
Tenderpunkte 42f.
Tennisellbogen 29, **106f.**
Teufelskrallenwurzel 37, 55, 93
Tinnitus 26, **108f.**
TMS (transkraniale Magnetstimulation) 18
Trigeminusneuralgie 86
Tumor
 → Krebserkrankungen

Übergewicht 58f., 65
Unterbetten, magnetische 30, 94

Venenerkrankungen 14, **110f.**
Vergesslichkeit 19
Verstauchungen 29
Verstopfung 29
Vertigo → Schwindel
Vitamin B6 (Pyridoxin) 59
Vitamin E 60f., 84f.
Vitamine 36

Wadenkrämpfe 29
Wärme 14
Wasser, magnetisiertes 5, 12, 30f., 41
Wundheilung 15f., 30, 84f.

Zahnschmerzen **112f.**